言語聴覚士が作った
思わず話したくなる
イラストBOOK

～ことば・コミュニケーションを育む～

綿野香　鳥居千登勢　小山久実 [著]

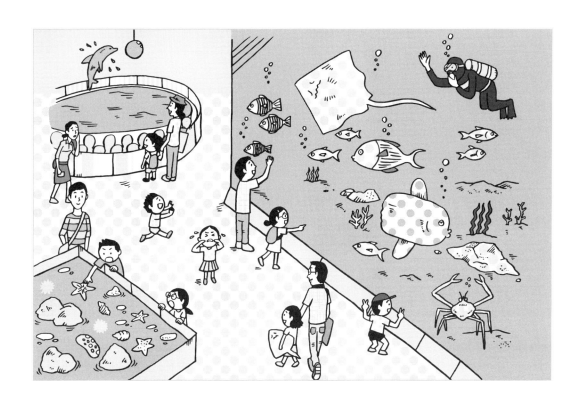

三輪書店

イラスト　大森　庸平

はじめに

　本書は、子どものコミュニケーションの育ちにかかわる言語聴覚士が、「思わず話したくなるようなイラスト集があったら」と発想したことを基に作られました。

　子どもたちは、さまざまな方法で自分の気持ちを伝えたいという願いを持っています。子どもたちと共に生活する多くの方々もまた、主体的・自発的にコミュニケーションを取りながら、周囲の人々と関係を築いてほしいと願っていることと思います。

　これまで発達支援の場で出会ったご家族には、子どものことばに関するたくさんのエピソードを教えていただきました。川辺を散歩していたら「気持ちいいね」と初めて表現した日のこと。帰宅が夕暮れ時になり、偶然目にしたイルミネーションを「きれいだね」と振り返った日のこと。川風の涼しさや色とりどりのきらめきが伝わるようなこうしたことばは、体験を通して育まれ、表現されたのでしょう。コミュニケーションによる共感が、忘れがたい出来事として思い出されます。

　一方で個別的な発達支援は、主に室内での一対一の形態が多く、生活体験を共にする機会は限られています。だからこそ担当者は、興味や関心に合った教材を用意し、工夫を重ね、最小限の手伝いをすることで信頼関係を結び、「この人にこんなことを伝えたい」という意欲を育めたらという思いを抱いています。

　本書は、幼児期〜学齢期において家庭や保育園、幼稚園、学校などで経験し、関心が高いと思われる場面をイラストにして集めました。また、四季折々に体験する季節感のある活動や行事も取り入れています。

　イラストの名称を問うことや理解語を増やすというよりも、子どもの自発的な表現を促すこと、待つこと、大人自身の表現を伝えることを大切にしたいものです。

　子どもとのコミュニケーションを楽しむ多くの方々に本書をご活用いただき、イラストの中から過去に体験したことやこれから体験してみたいことを共に発見されることを願っています。そして、思わず表現して伝えたいという機会が生まれ、新たなやりとりが拡がりましたら幸いです。

　本書の刊行にあたっては、著者の要望に応え子どもに親しみやすいイラストを描いてくださったイラストレーター大森庸平さんに深謝いたします。また、多くの助言や円滑な進行にご尽力いただいた新井舞さん、野沢聡さん、中島卓也さんをはじめとする三輪書店の皆様、そして著者を温かく支え、貴重なご意見を寄せてくださった言語聴覚士仲間にもお礼を申し上げます。

2021年立秋　小山　久実

鳥居　千登勢

目　次

第1章

本書のねらい・使い方

① 言語・コミュニケーションの個別支援

1）個別支援で行っていること

　子どものことばは毎日の生活の中で育ちます。われわれ言語の担当者は、家庭や園・学校などの生活の場での過ごし方を保護者と共に調整をしながら、個別室の中で子どもと直接関わります。個別室では実際にどのような活動を行っているのでしょうか。

　幼児期の個別支援は、目の前にあるボールを転がしてやりとりをしたり、手遊びの歌や動きを楽しんだり、おもちゃの使い方を真似っこし合ったり、というコミュニケーション活動を基盤としています。その場にいる人や物を相手に現前事象のやりとりを持続することが目標といえるでしょう。

　子どもは遊びの中で次第にことばを聞き取って、分かることが増えていきます。子どもの表現力と理解力およびコミュニケーション力のバランスを注意深く観察したうえでことばがけを調整することが非常に重要です。

　言語表出に関する活動でも、絵カード、おもちゃ、絵本など視覚的手がかりのある教材を利用します。１枚のカードに１つのテーマがはっきりと描かれているような教材がよいでしょう。子どもの発達段階に合わせた活動を行いながら、目の前にある人や物や出来事をリアルタイムに言語化して伝えることで、子どもの理解語彙や統語の知識が広がり、次第に音声言語によるやりとりができるようになります。このような活動を通して、現前事象について客観的に表現する練習を重ねます。

　発達段階に合わせたこのような個別支援は、子どもにとって分かりやすいため自発的な参加が期待できるというメリットがあります。一方で、活動内容が子どもの生活とは離れているという特徴もあります。

2）生活の中で求められることばの力

　客観的な事実を表現できるようになるのと同様か、それ以上に必要なのは「自分のことばで自分の意見を表現する」力です。目の前に提示されたものを言語化するのではなく、その子どもが生活の各場面で「言いたい」と選んだことを相手に伝えることです。

　個別支援場面の活動でカードを見ながら「ジュース」と呼称できても、要求の場面で伝えずに泣く、友だちに押されて砂場で転んだのに母親に叱られ、泥だらけの理由を説明できない、友だちの絵本と自分のものを取り替えてほしいと交渉できないなど、日常生活では自分から話したいことがあってもうまくいかない場面がたくさんあります。

この「自分のことばで自分の意見を表現する」ために必要な活動は、聞かれたことに答える練習ではありません。数多くある情報の中から話題を主体的に選び、表現し、第三者に汲み取ってもらうという経験です。これは、1つのカードに1つのテーマが描かれている教材を使用した活動では育ちにくいものです。実際の生活では多くの出来事が同時に時系列に沿って進行しています。日常生活でうまく表現できない子どもたちは、言いたい物の名称が分かっているのに思い出せない、表現すべき対象が定まっていない、など多くの課題を抱えています。

　本書はこのような課題に対してのアプローチの1つとして作成されました。

非現前事象の会話を広げる

1）「今・ここ」以外をイメージする

　子どもが言いたくなるのは、自分が経験したことのある出来事やよく知っている人や物、事柄についての内容です。そう考えると個別室の中にある教材の中に積極的に話してみたくなる内容が含まれている可能性はあまり高くありません。本書のイラストは、子どもたちが経験したことのある出来事をなるべく具体的に視覚化してあります。子どもが「あ、知ってる！」「これ、やったことある！」と表情を変えたページから取り組みましょう。最初は関心のある人・物を見つけ、指さしや呼称をするかもしれません。最終的にはイラストを見た子どもが、関連した内容でやったことがあることややってみたいことを話すことを目指します。

2）非現前事象の会話の難しさ

　保育園の運動会が近づいている子どもとの会話を想定してみましょう。大人が「もうすぐ運動会だね」と話しかけると子どもは「リレーとボール」と自分が参加する種目を答えました。保護者に聞くと、練習には積極的に参加しているようです。園でどんなことをしたのか、リレーでは何番目に走るのか等言い回しを変えて色々質問しても、同じように「リレーとボール」と答えたり、YES-NOの応答をしたり、ことばを模倣したり、その場から立ち去ったり、と会話の糸口がつかめないという状況です。この子どもとの会話の際に「運動会練習中の園庭を描いたイラスト」を利用してみたらどうでしょう。

3）視覚刺激と非現前事象

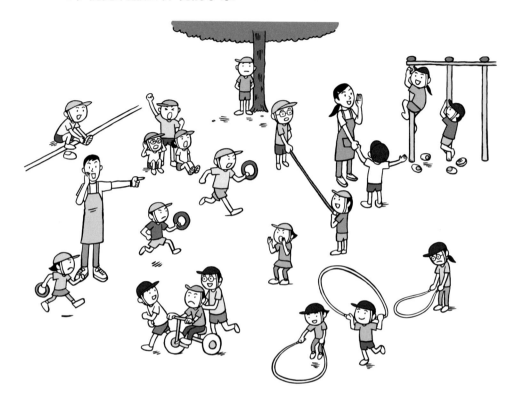

　運動会の練習の中で聞いたり使ったりしたリアルで詳細な固有名詞は、子どもが最も関心を示すものです。視覚的な刺激から「ゴールテープ」「バトン」等の語を思い出すかもしれません。また、耳を塞いでいる子ども、応援している子どものイラストを見て、友人の姿を思い出し、「ひでちゃん、ヤッター」と具体的な体験について話し始めるかもしれません。

　この時「○○ちゃんはどうだったの？」等たたみかけて質問するのは避けたい対応です。運動会についての知識や経験を重ね、練習中の振る舞い方が上手くなってきたとしても、概念形成に遅れがみられる子どもの場合「うんどうかい」ということばから想起できる語の数は少ないのが実情です。競技に必要な道具、ルール、練習の時のエピソードなどを、聴覚的な刺激「うんどうかい」と紐付けしてイメージすることが難しいのです。この時、イラストとして視覚刺激が提示されると、「うんどうかい」という聴覚刺激が具体的に何を表しているかが分かり、語やエピソードを想起するきっかけとなります。

　他にも、質問の意味が分からない、該当する語の名称が分からないなどの理由で子どもの発話が止まってしまうことがあります。このような時は、「うんうん」「ヤッター

だったんだね」と相槌を打って身ぶりで示したり、子どもが言ったことばを繰り返したり、指さしたものを呼称したりしながら聞き続けましょう。こうした対応で子ども自身のペースが保たれ、無理のない発話につながります。視覚刺激を利用すると注目しやすく、気持ちを保ちやすいため、じっくり考えたうえで該当する語を思い出す可能性もあります。

　大人は子どもの発語から内容を推測し「ひでちゃんが走ったの？」「ひでちゃんがゴールしてみんなでヤッターと喜んだのかな」と内容をまとめ、文を整えて返しましょう。

　こうして、子どもは視覚的な教材をもとに自分で主体的に選んだテーマを想起して話し、大人の力を借りながら適切な文にまとめていく経験ができます。このような活動は「自分のことばで自分の意見を表現する」ための練習です。大人がイラストのある一部を指して「これは誰が何をしていますか」と質問し、「客観的な事実を説明する」ための練習をすることもありますが、この2つの目的の違いに敏感になり、それに応じて大人側の対応を変えていきましょう。次の項で本書の使い方を具体的に紹介します。

　なお、子どもの発話の矛盾点を保護者が「嘘をついている」と指摘することがあります。そんな時は、言いたいことを自分で選び、言語化し、会話を継続することに意義があるということを説明し、内容の正確性よりも会話を楽しむことを優先していることを理解してもらいましょう。

 3　本書の使い方

1）手順
　下記の手順でイラストを見ながら交代で話をします。

①季節や所属する集団など子どもの生活実態に合ったものを数種類候補にあげます。
②「こんな絵があるよ。どっちがいい？」と言って子どもに見せて話してみたい場面を選ばせます。選ばない場合は「私は〇〇が好きだからこっちにするね」と大人が選びます。
③子どもと相談して、どちらが先に話すかを決めます。
④活動の目的に合わせて子どもが話を始めたら、充分に聞きます。拒否が強い場合は活動を止め、後述する応用・発展を参考に工夫します。

⑤大人の番になったら、ややゆっくりした発話速度で子どもの発達段階に合わせて話しましょう。

2）大人の対応の基本

　本書は子どもが言いたいことを「選ぶ」ことを目的としているので、一つ一つのイラストにターゲット語やターゲット文は存在しません。大人自身の経験を子どもの発達レベルに合わせながら語って聞かせます。大人が自分の番でイラストを活用して話す姿を見せて、活動の目的を知らせましょう。キーワードとして選んだ部分を指さしたり、登場人物の動きを真似したりしながら話すことで、子どもも自分の番の時にどう振る舞ったら良いかが分かるでしょう。子どもが表現するタイミングを充分に待つことも大切です。表現に対して、大人は次のように意識して応答してみましょう。

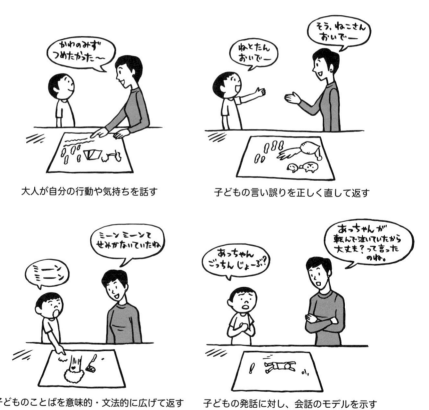

大人が自分の行動や気持ちを話す　　　　子どもの言い誤りを正しく直して返す

子どものことばを意味的・文法的に広げて返す　　子どもの発話に対し、会話のモデルを示す

　では、子どもに活動の意図が伝わらない場合、どのように対応したら良いでしょうか。次の項にヒントをあげました。すべてを行う必要はありません。子どもの表情や興味に合わせながら活動を楽しんでみてください。

④ 応用・発展

1）ゲーム文脈の活用

　話題を選ぶためには、子どもが主体的にイラストに目を向ける必要があります。ゲーム文脈を活用しながらよく見る時間を作りましょう。イラストを見ても何も話さない場合、「いっぱい絵が描いてあるね、何があるのかな」「何個あるのかな、10個くらいあるかな？」と誘い、イラスト全体を見渡す機会を作ります。子どもが「さつまいも！」と呼称したら大人は「いーち！」と数を数えながら、数を書き取ったりします。たくさんの視覚情報の中から気に入ったものを見つけることを当面の目標としてイラストの中から抽出してみましょう。数を数えながらものを探すことでイラスト全体を見渡すことが期待されます。

2）視聴覚刺激の活用

　この活動が子どもの発達レベルに合っていたとしても、言語表出に苦手意識を持つ子どもには取り組みづらい可能性もあります。そこで、本書には思わず話したくなるための工夫として、視聴覚的な手がかりとなる付録を収録しました。特に具体的な作業を伴う視覚的な付録は、「やってみたい」という気持ちや、積極的な参加を促すかもしれません。

①聞き取りシート（p.102）

　子どもや家族の名前と愛称、クラス名、先生や友達の名前、テレビ番組、キャラクター、食べ物、歌、ゲームなど、好みのことばをあらかじめ保護者から聞き取り、シートに記入します。個別支援の際に聴覚的な刺激として活用しましょう。

　例えば、イラスト内の特定人物を指して「これは〇〇くんかな、お友達の××ちゃんかな？」等聞き取ったことばを利用したことばがけを行い、子どもが自己経験を引き寄せるきっかけを作るとよいでしょう。よく知っていることばを聞くことでイラストと自己経験が結びつき、子どもが話し始めるかもしれません。

②表情シンボル（p.104）

　付録として「表情シンボル」を収録しました。オリジナルのものを作成するとさらに良いでしょう。

　イラストをじっくりと見た後で「この絵を見てどんな気持ちになった？」と質問し

ながらシンボルを見せます。子どもが選んだシンボルを大人が受容し「なるほど、嬉しい気持ちになって、ニコニコ笑ったのね」「このイラストのどこの部分なの？」と問い、子どもに該当する絵柄を指さしてもらいます。提示されたシンボルとイラストの該当部分を結びつけるシンプルな作業に応じたり、大人に代弁してもらったりする中で、子どもが活動に参加できた成功体験としましょう。これをきっかけにイラストそのものを客観的に叙述し始めるかもしれません。あるいは自己経験について話し始めるかもしれません。子どもが選んだ話題に沿って会話を進めます。

③〇〇さん人形（p.105）

付録として「立っている子・座っている子」などポーズの違うイラストを収録しましたので、切り抜いて使うとよいでしょう。

「こんなところに〇〇さん（子どもの名前）がいたよ」と言いながら人形を見せます。「この絵の中に置いてみようよ、どのポーズにする？」と選ばせ、イラストの一部に子ども自身が「〇〇さん人形」を置きます。リレーの練習をしている友達のそばに「〇〇さん人形」を置くことで「ぼくがリレーの練習を見ている」や「応援している」という内容を表したこととなります。イラストの世界に入っていくような作業は楽しいので、話がはずむことが期待されます。それでも発話がない場合もあるでしょう。作業によってでき上がった状況を見ながら、大人が客観的な事実を説明して聞かせます。この活動は「やったことがある」という自己経験だけでなく「こうしてみたい」という自分の願望も話す可能性のある活動です。

⑤ 子どもの言語表現を深めるために

本書では「これは何ですか」「この子は何をしていますか」と大人がテーマを選んで質問したり促したりしない、と述べました。また、イラストに対して自発的な取り組みが見られない場合の対応についても確認しました。では、大人が自分の番に話をする際にどのような内容を話すと、子どもの言語表現を伸ばしていくことができるのでしょうか。

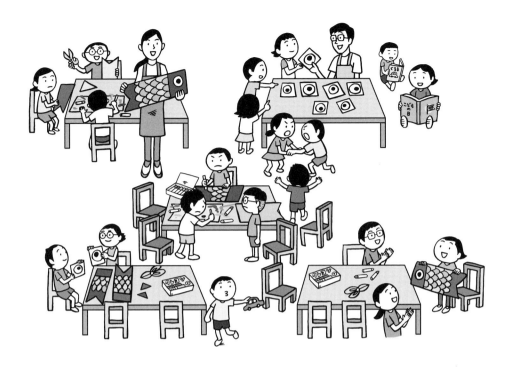

　この「こいのぼりの製作」のイラストには「クレヨン」「シール」「目玉」「うろこ」などの物、「描く」「並ぶ」「貼る」などの動作が数多く描かれています。

　過去や未来についてイメージができて会話が続く子どもの場合は、大人はイラストの一部を指さしながら「あ、こいのぼりだ。先生は大きなカーテンを使ってこいのぼりを作ったことがあるよ」「お友だちが手伝ってくれたから、とっても大きいのができたんだ」等と話して聞かせます。これは子どもが自己経験を話すことのお手本となります。

お手本の示し方～着眼点を知らせる～

　子どもがイラストの状況を自己の体験としてイメージしにくい場合、わからない話を延々と聞かされる苦痛は大きく、「お手本」として成立しません。この場合は、イラストそのものに描かれた客観的な事実を聞かせる機会とします。

　この時、状況理解を促すための着眼点を念頭に置いてお手本を示すとよいでしょう。子どもが正しい表現に触れることで、自分の番の時により詳しい表現を用いることが期待されます。

①物の機能

　名詞と助詞、動詞を組み合わせることで、物の機能や用途を表します。「シールを貼る」「クレヨンで描く」など。

②行動の主体者に注目

　子どもが「絵本を見ている」程度の二語文を表出できる場合は、三語文を目指します。生活場面で特に必要なのは主語を入れて「だれが」しているのかを伝えることです。固有名詞が分からないときは「お友だちが絵本を見ている」でも構いません。

③人と人との関係性

　「先生からシールをもらう」「友だちにクレヨンを貸してあげる」など、「もらう・あげる」といった授受動詞や「友だちがぼくの順番を抜かした」「ぼくは友だちに順番を抜かされた」といった能動態・受動態の表現を聞かせましょう。格助詞「が・を」や助動詞「れる・られる」もポイントとなります。

④動作と動作の関係性

　「列に並んで、シールをもらう」のように、出来事の順番をイラストから読み取り、時系列に沿った文を聞かせましょう。また、p.36給食場面の「手を洗う」という状況を表した絵は、その後の「給食を食べる」というルーティンを思い起こしやすいため、「〜したら〜する」という表現にぴったりの状況です。「そして」などの接続詞や「〜したから」などの接続助詞も積極的に用いると良いでしょう。

⑤行動や表情と気持ちの関係性

　隣の子がクレヨンを使っている様子を見守る子どもの姿は「クレヨンを借りたいからじっと見ている」と理由を考えたり、次はどうなるのか予測したり、自分だったらどうするか立場を変えて考えたりする機会となります。「〜したから〜した」と因果関係を表現して聞かせましょう。

　本書で言語化するのは子どもや大人が想起した内容ですので、社会的に認められない行動について「どうするべきか」と問うことはしません。そのかわり、「作品を友だちに見せたら、友だちが拍手をしてくれた」「はずかしいけれど、嬉しかった」等の表現は人物間の関係性や気持ちに気づくための着眼点として伝えます。また、それぞれの人物について「〜が好き」「〜が上手」「〜は苦手」という表現を用い、自分との違いを考えたり、他者の視点に立って考えたりする機会を作ると良いでしょう。さらに、表情や状況から心の状態について推測し「思う」「考える」「忘れる」「迷う」「驚く」等の語彙を用いて聞かせることも言語表現を豊かにするきっかけとなります。

6 本書を利用した「客観的な事実を説明する活動」の例

　本書は「子どもが言いたいことを選ぶ活動」に適していますが、「客観的な事実の叙述」「状況の理解」を目標とした活動にも利用できます。

　以下のデータベースの内容を参考に、子どもに合ったオリジナルの活動を検討してください。

WEBサイト「おさかなルーム活動データベース」
https://osakanaroomdatabase.jimdofree.com/

参考文献

大伴潔・綿野香・森岡典子：人とのかかわりで育つ　言語・コミュニケーションへのアプローチ　家庭・園・学校との連携．学苑社，2021

竹田契一・里見恵子：インリアル・アプローチ　子どもとの豊かなコミュニケーションを築く．日本文化科学社，1994

引用文献

ドロップレット・プロジェクト：視覚シンボルで楽々コミュニケーション　障害者の暮らしに役立つシンボル1000．エンパワメント研究所，2010

ドロップレット・プロジェクト：視覚シンボルで楽々コミュニケーション 2　障害者の暮らしに役立つシンボル1000．エンパワメント研究所，2017

第2章

イラスト

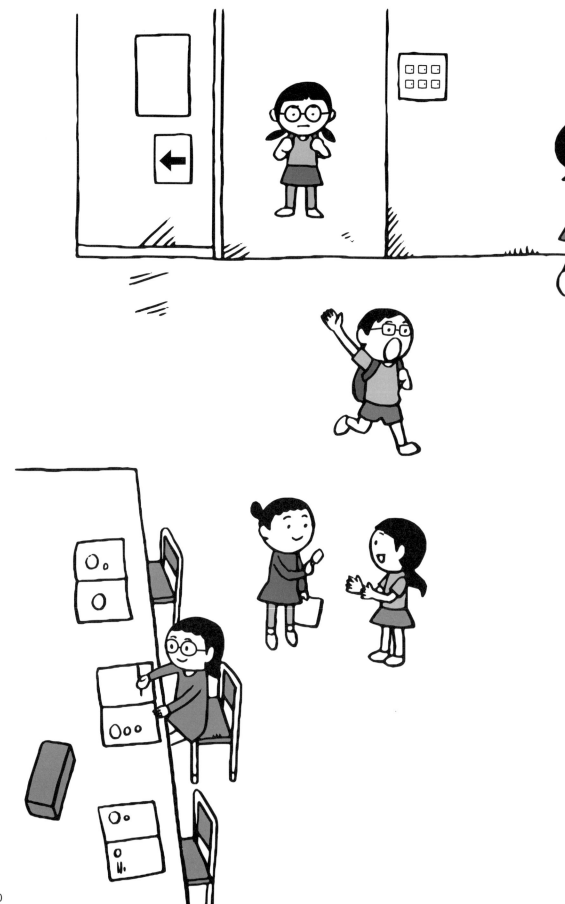

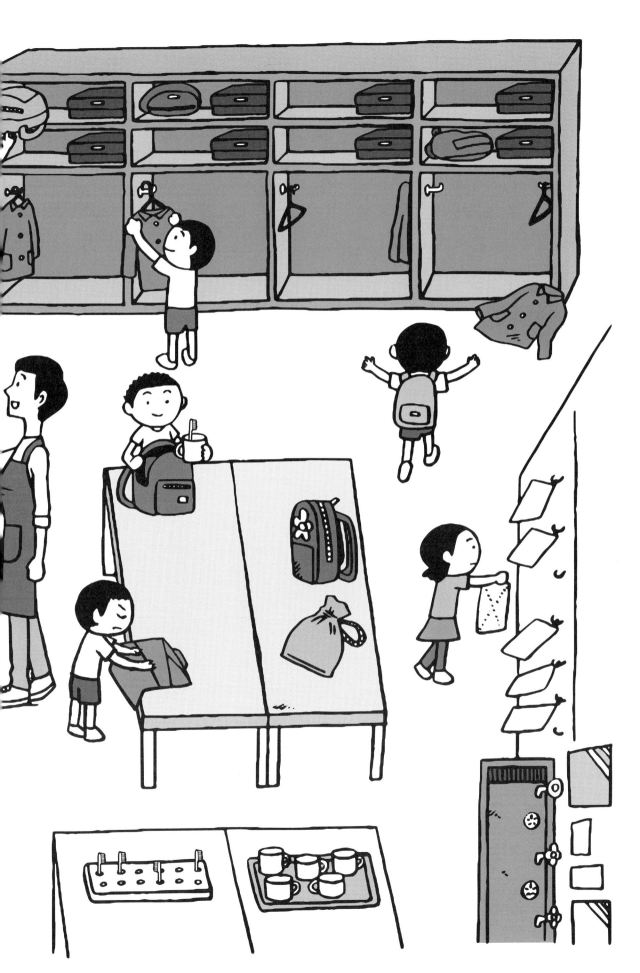

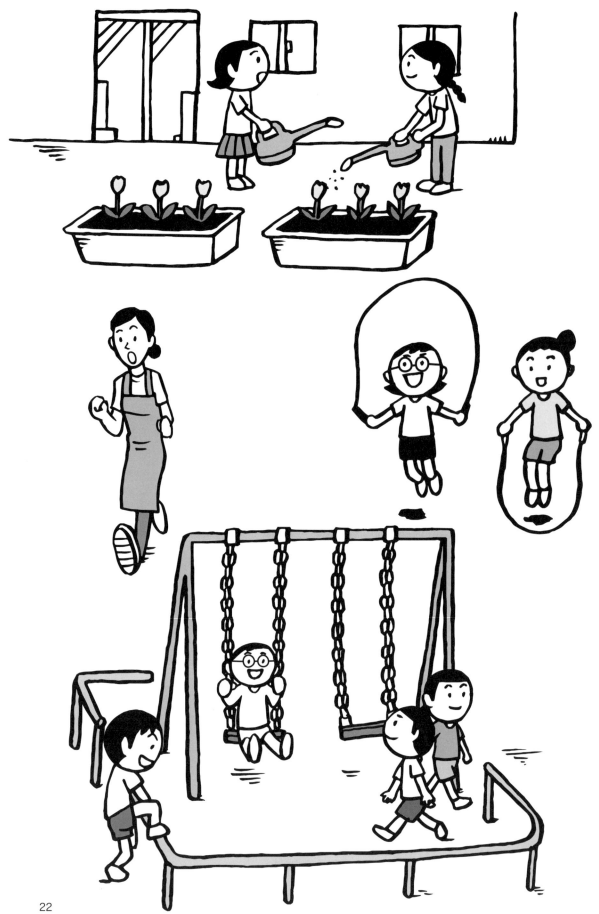

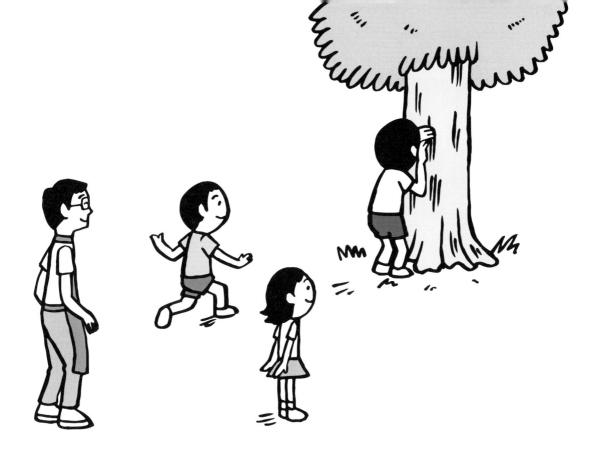

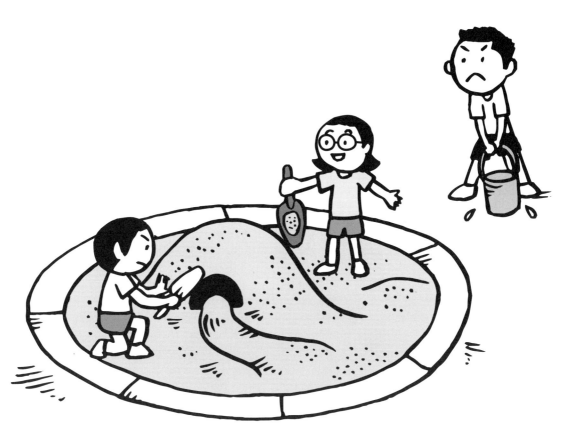

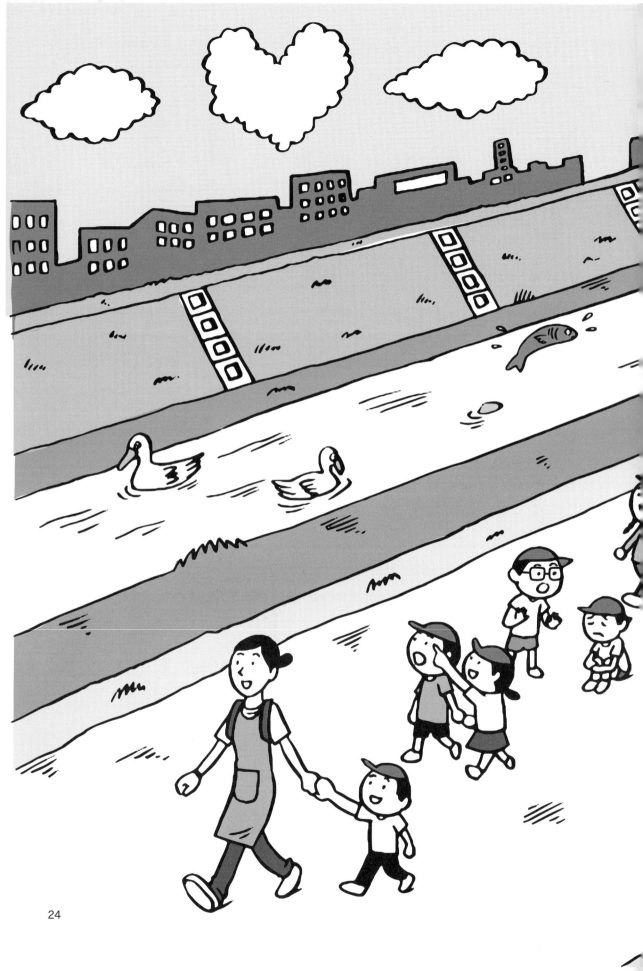

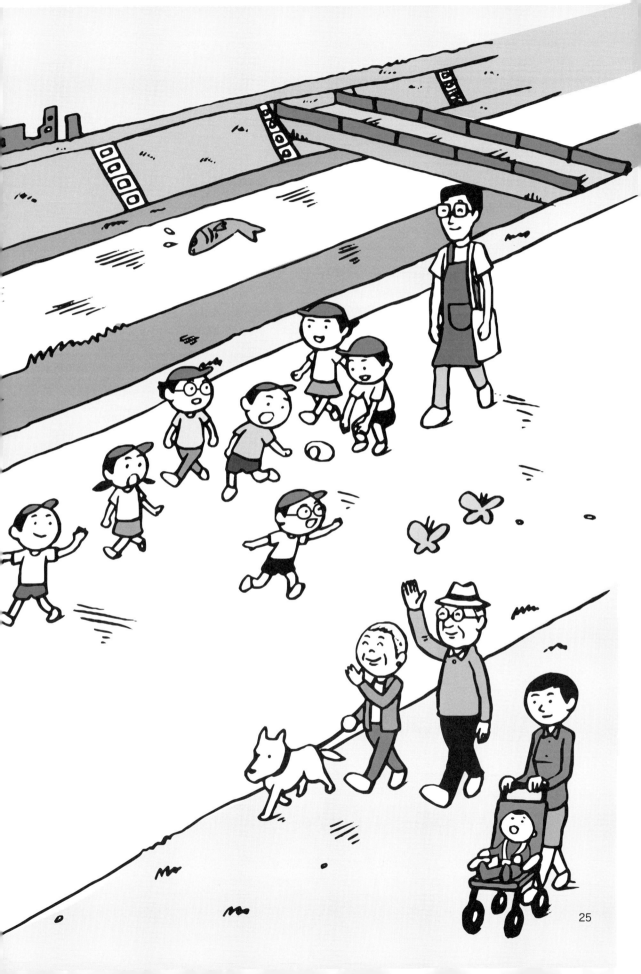

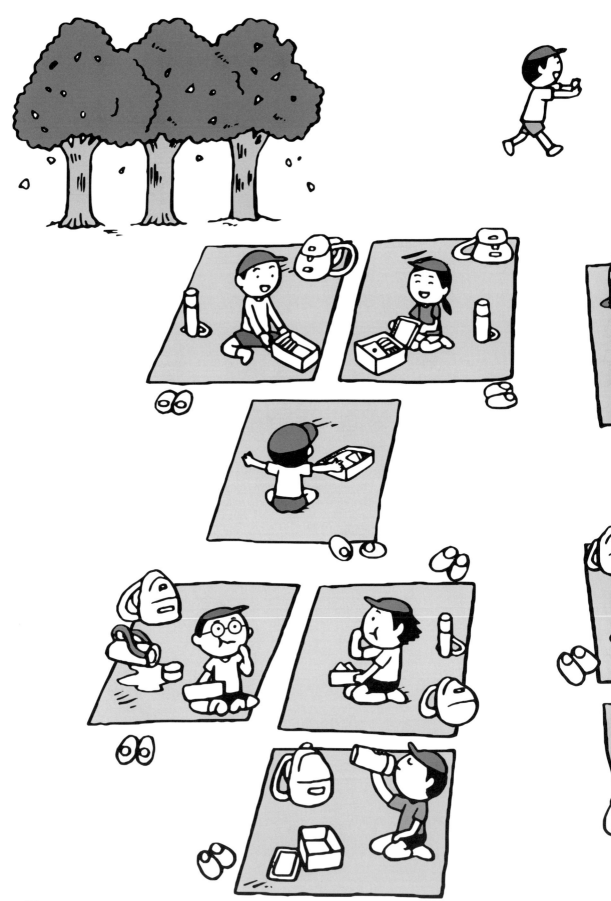

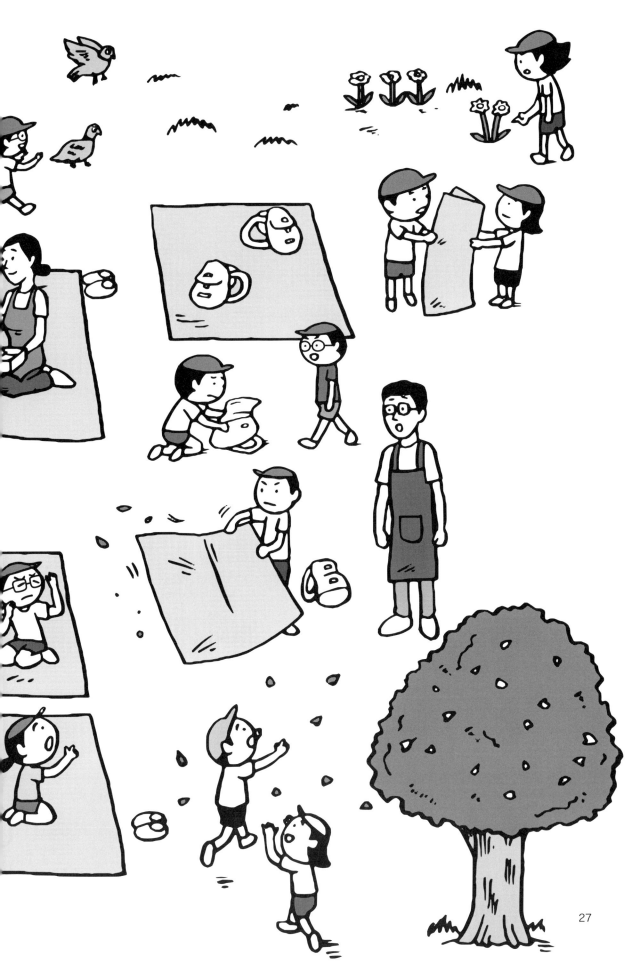

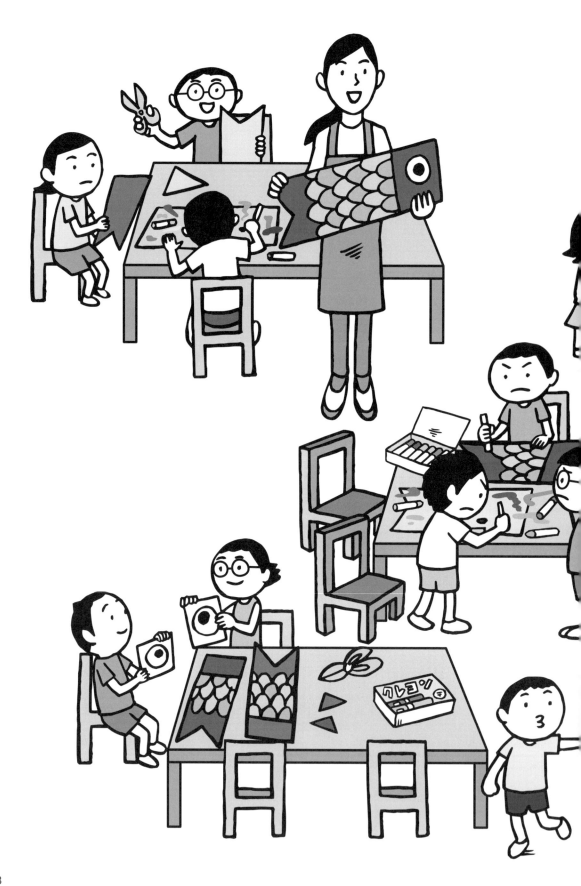

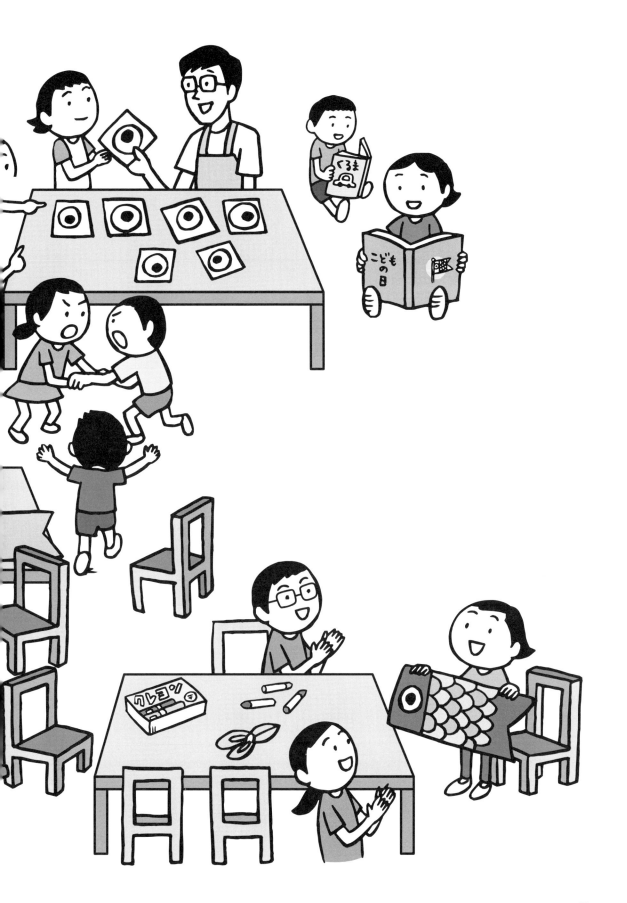

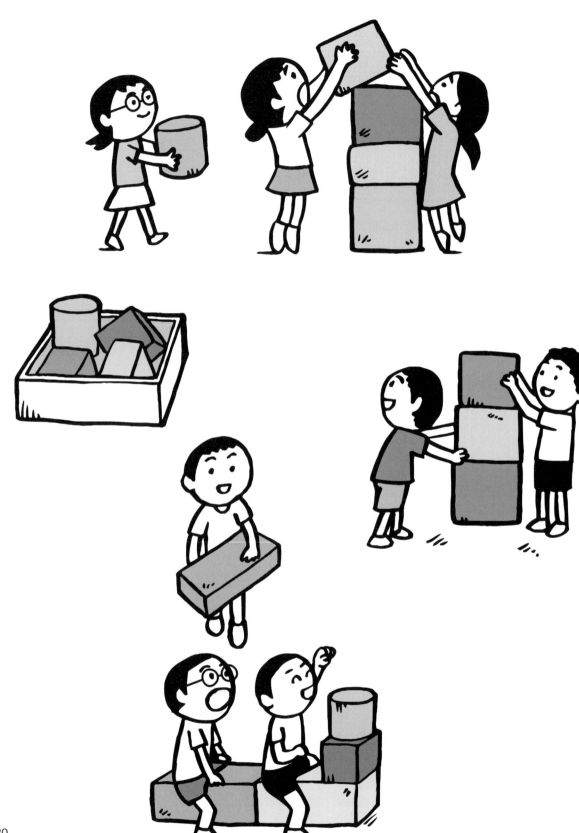

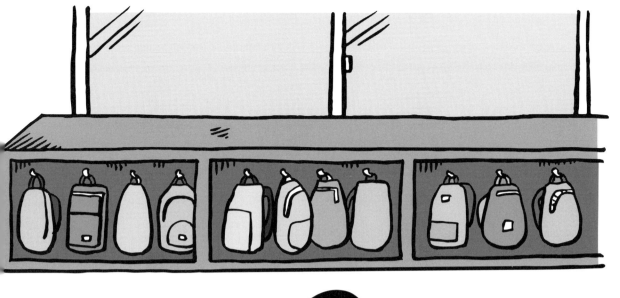

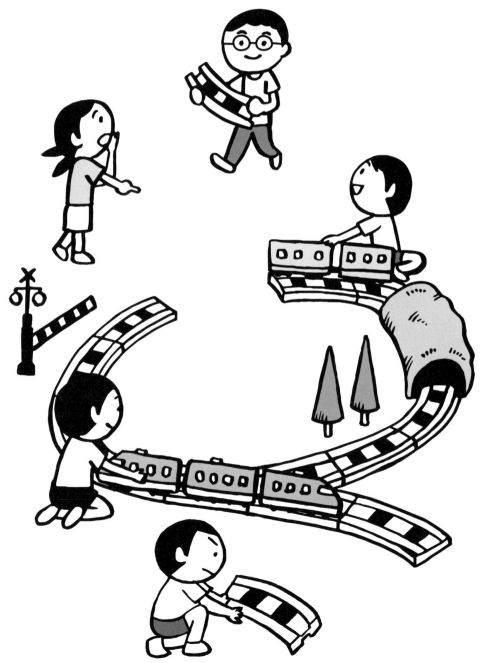

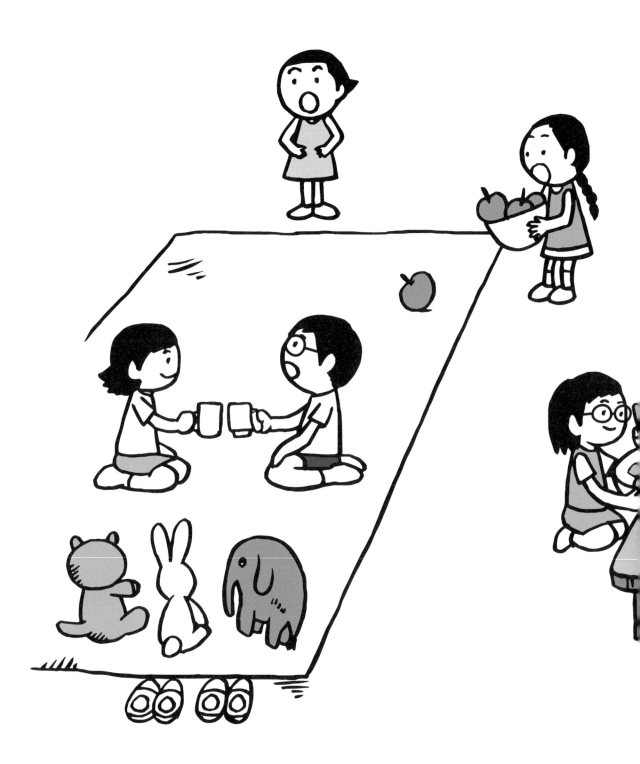

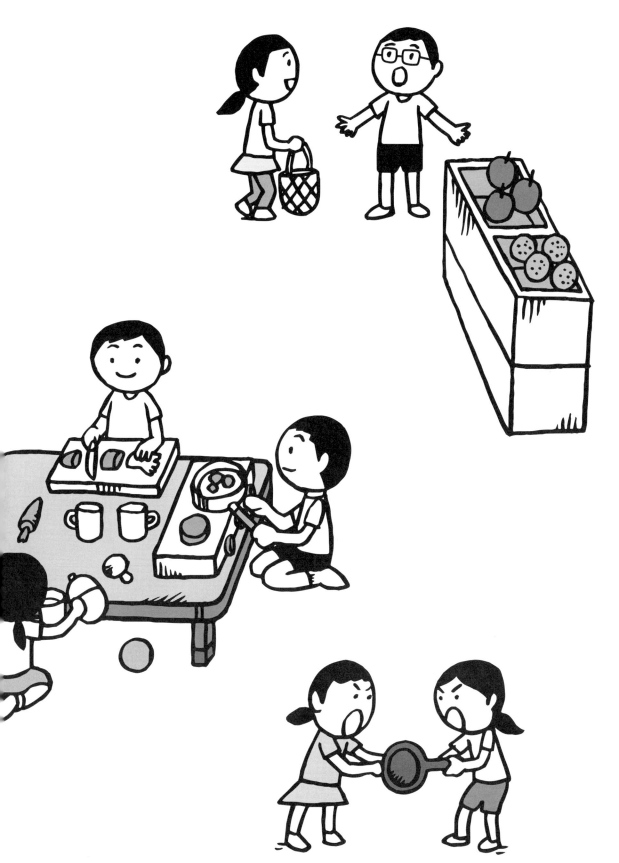

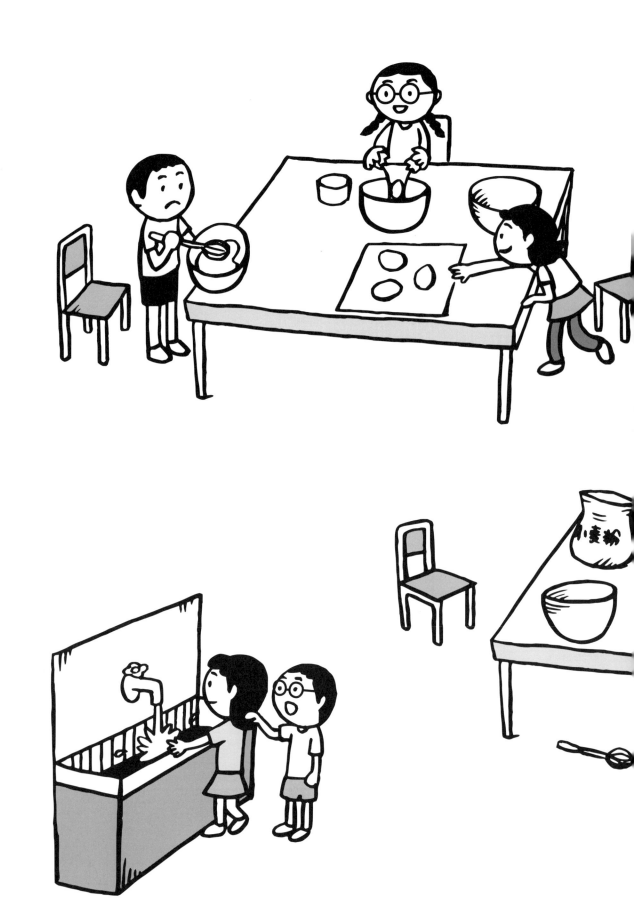

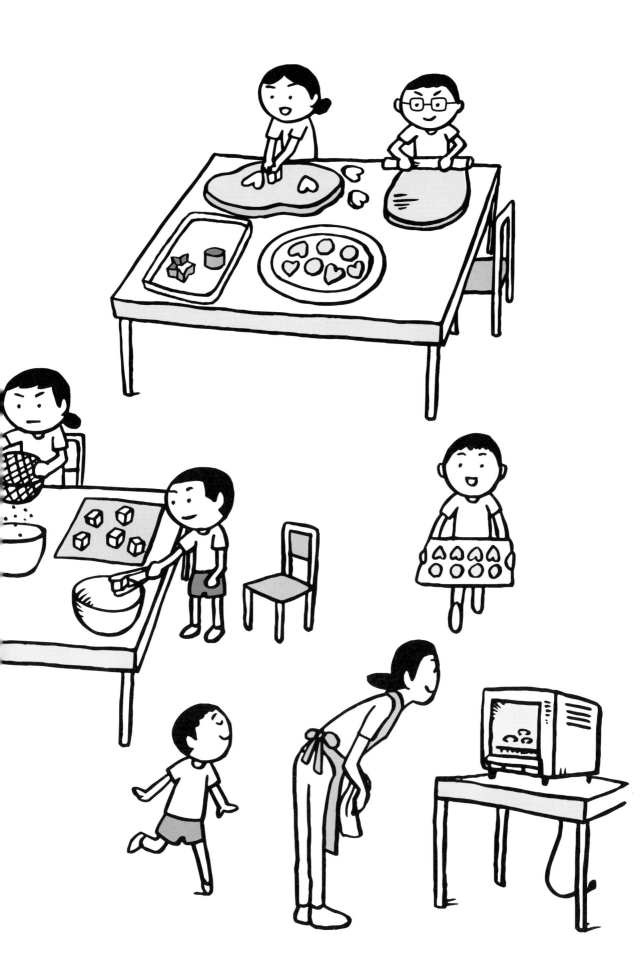

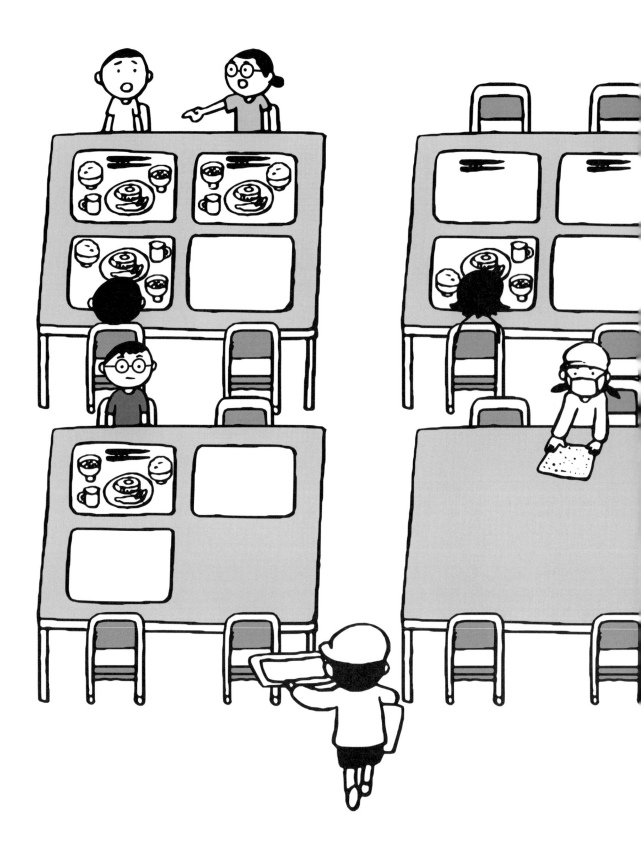

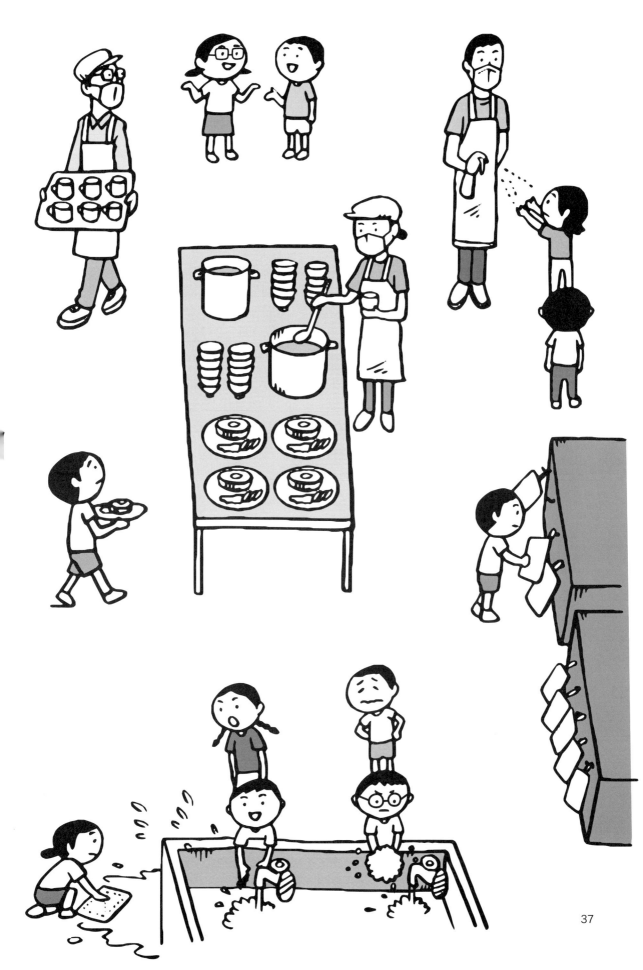

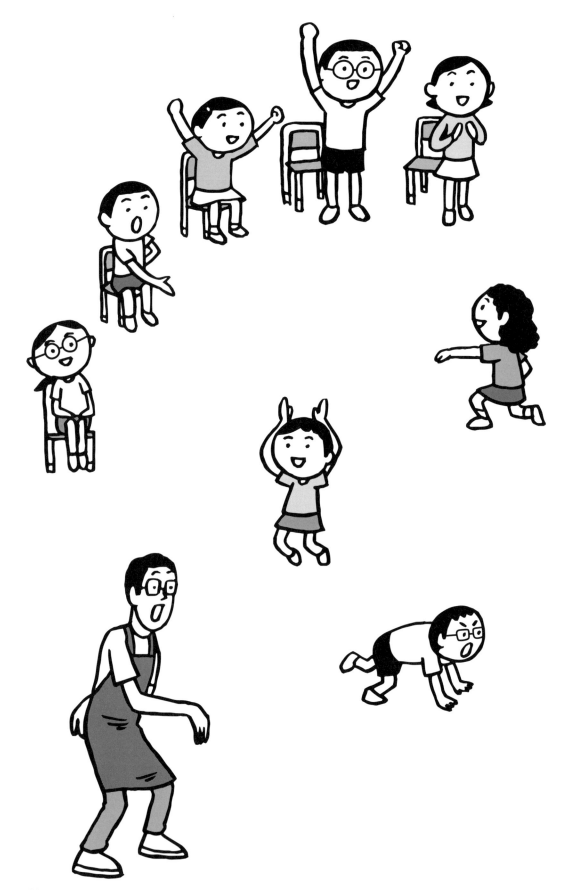

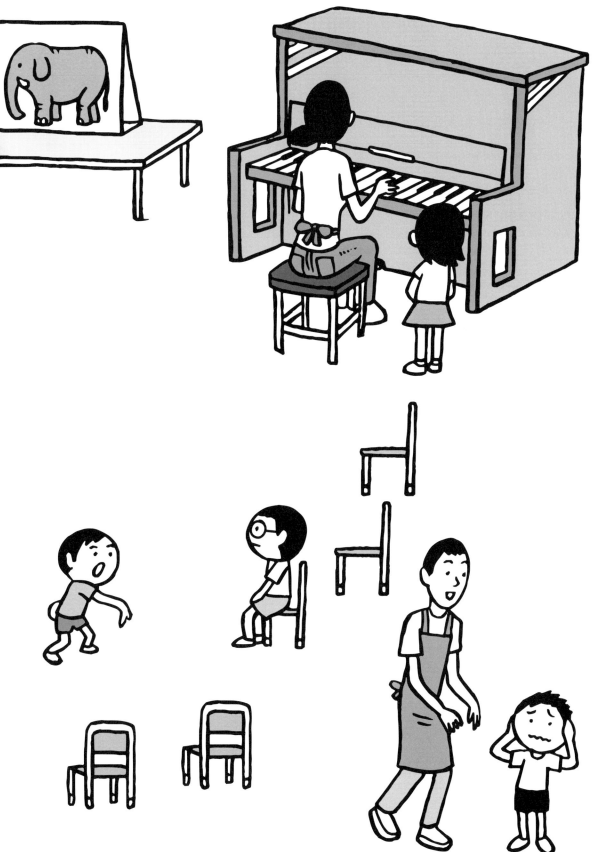

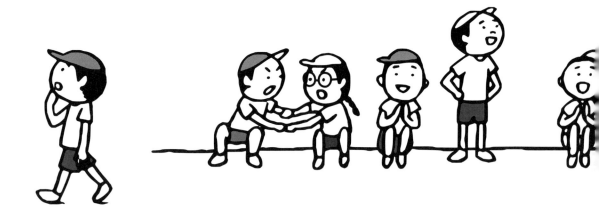

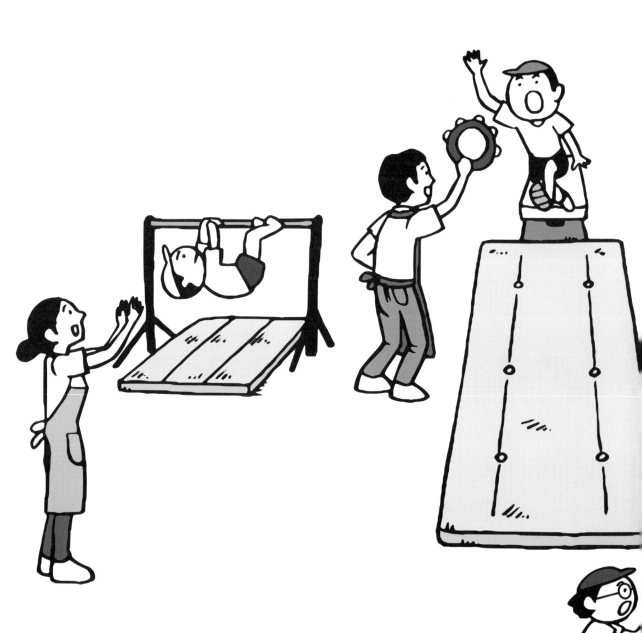

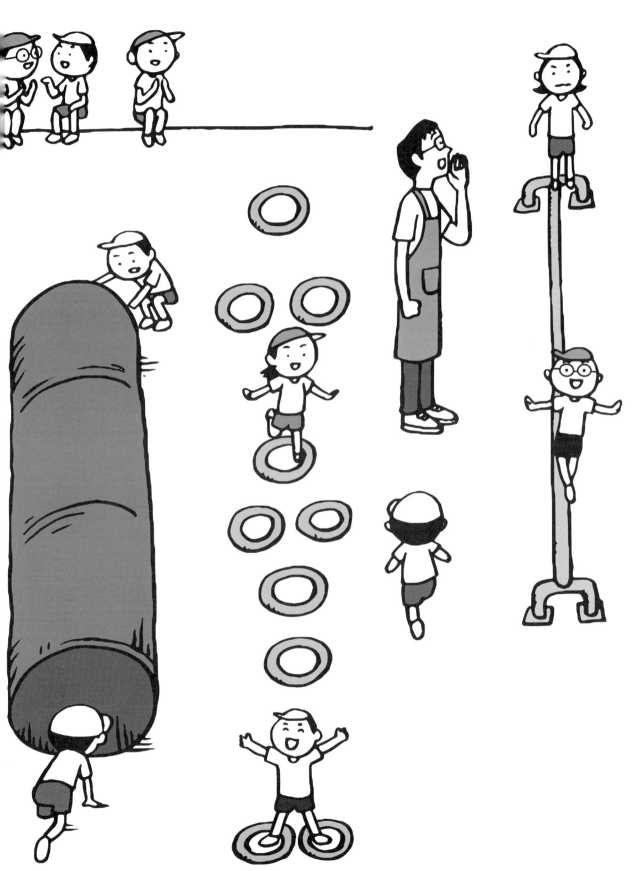

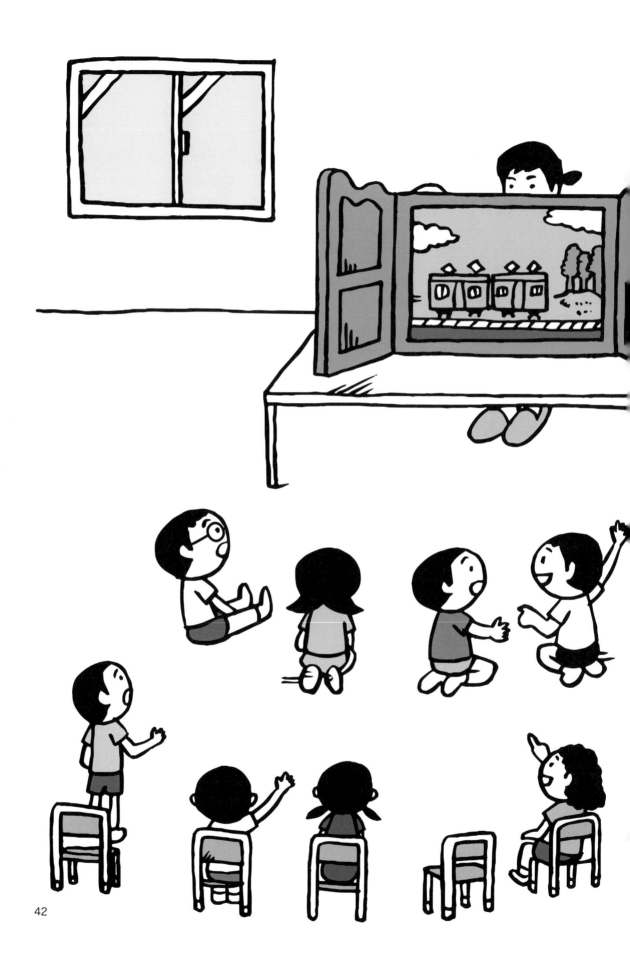

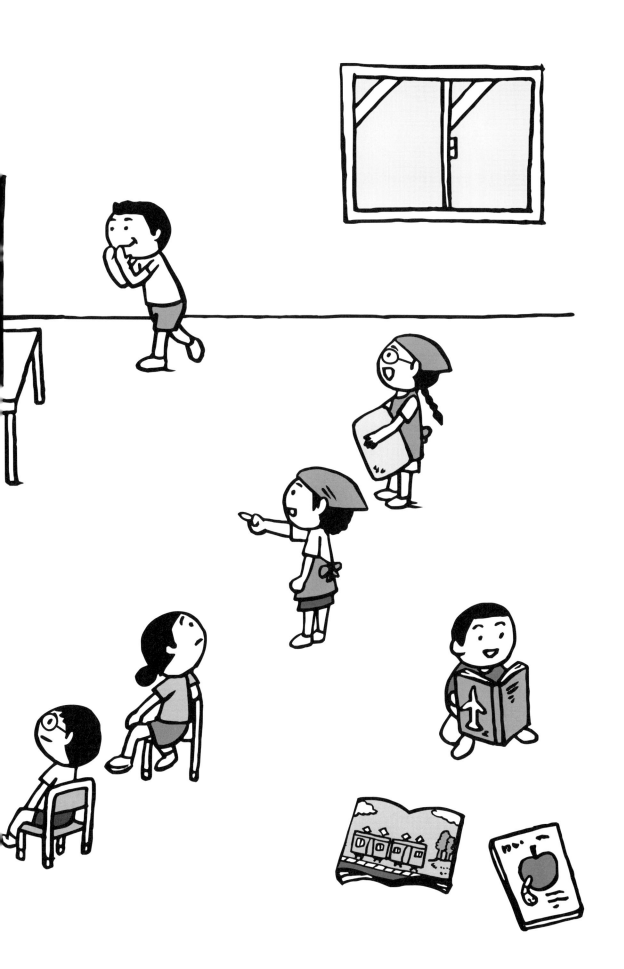

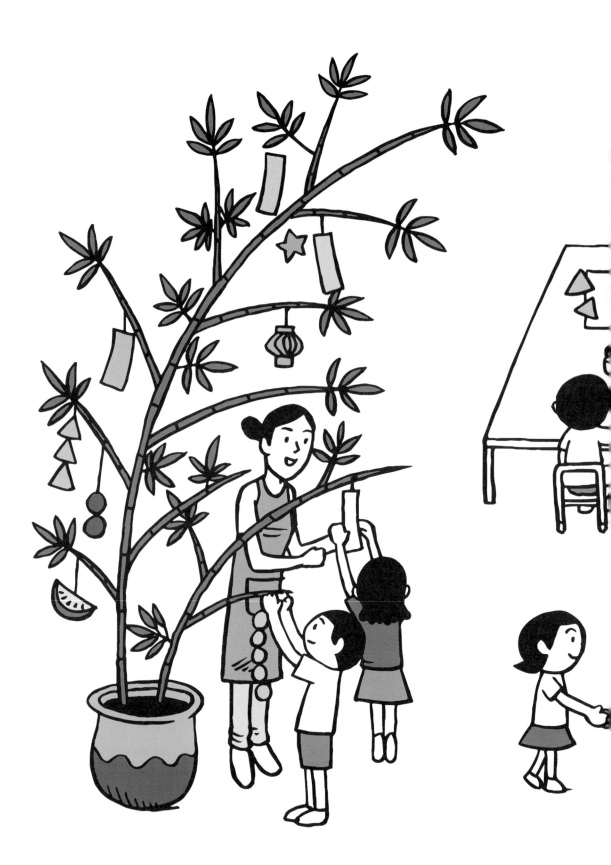

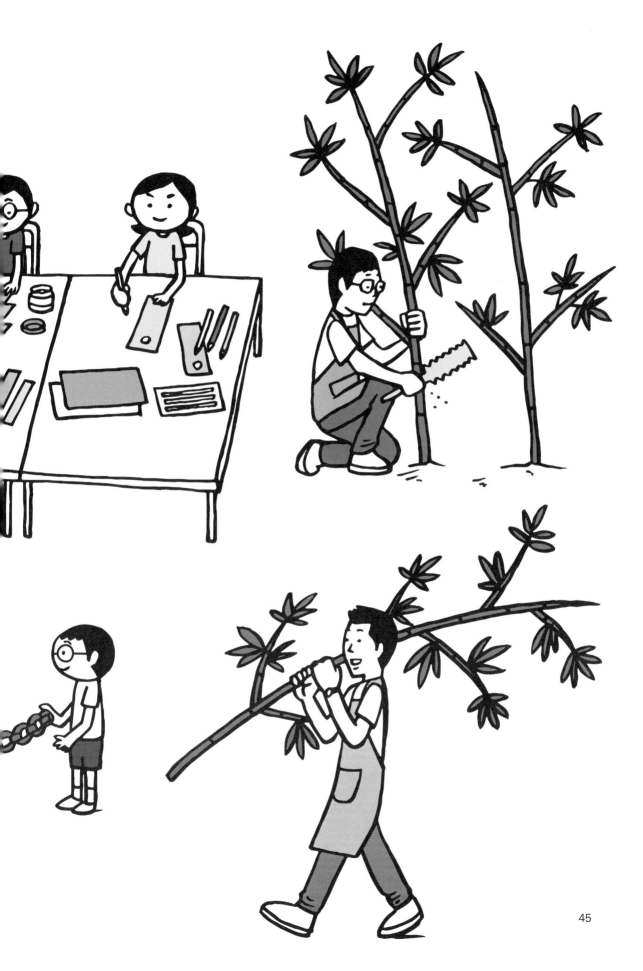

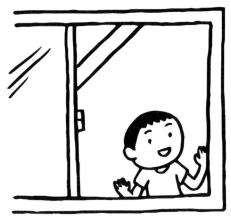

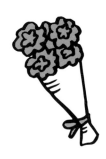

おたんじ

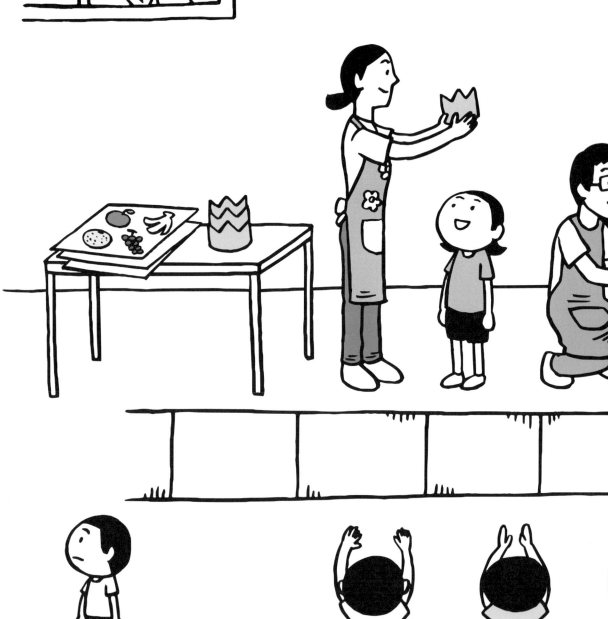

うび　おめでとう

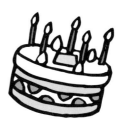

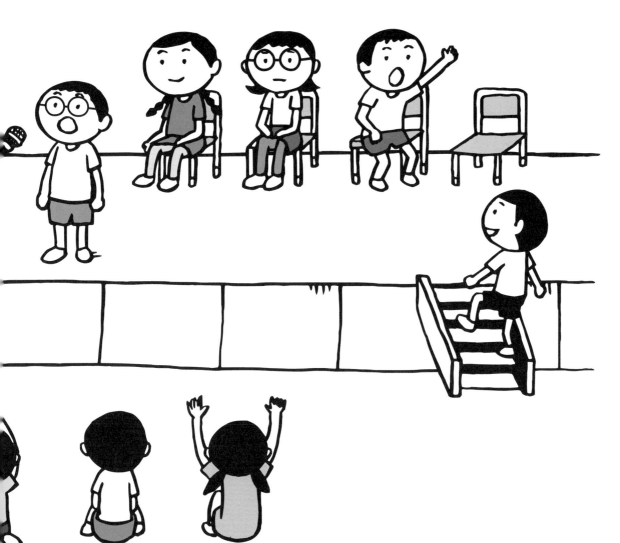

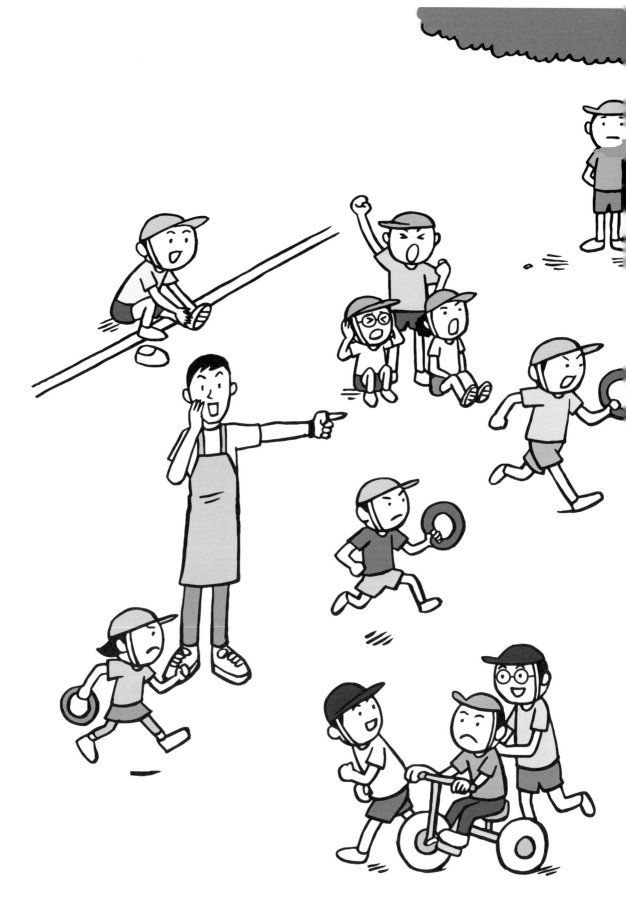

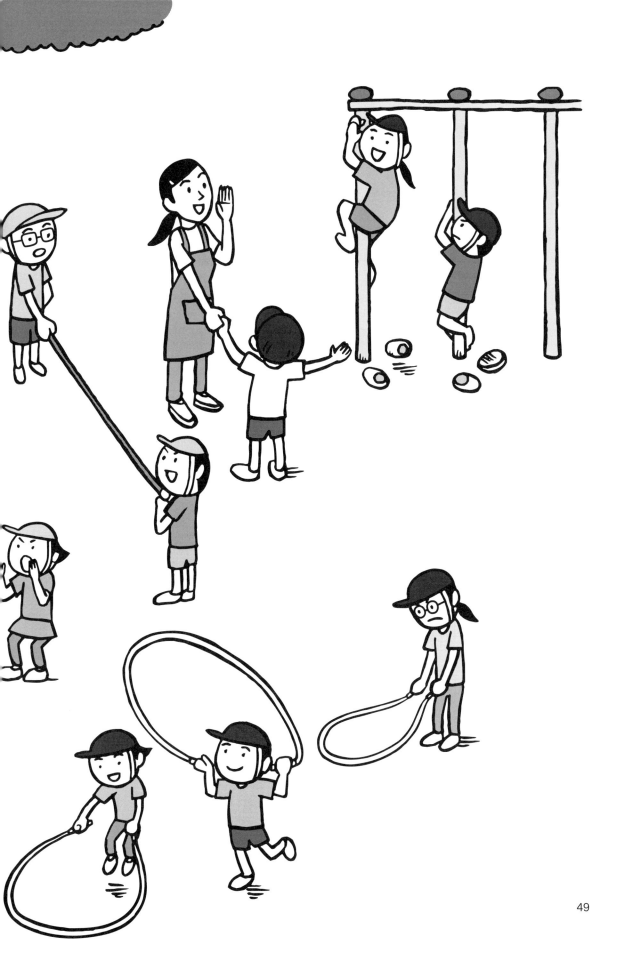

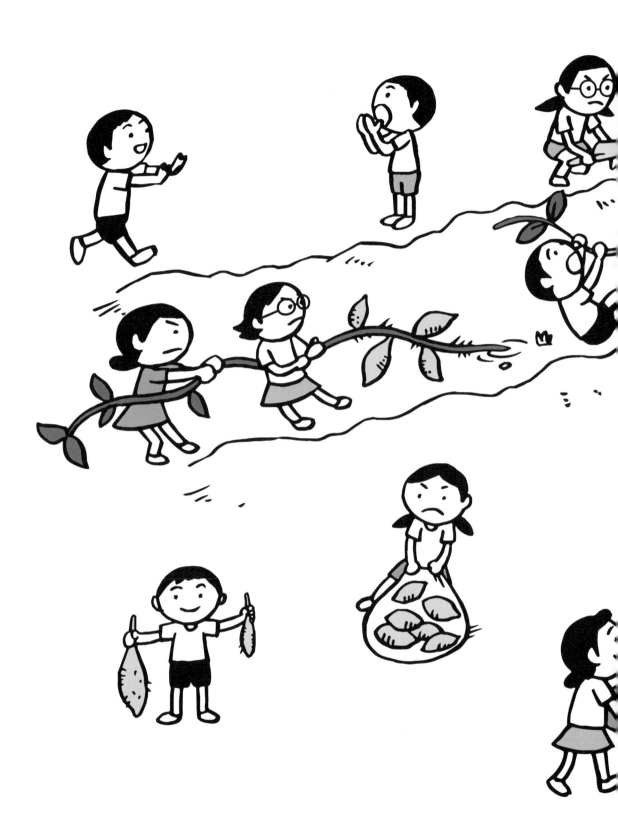

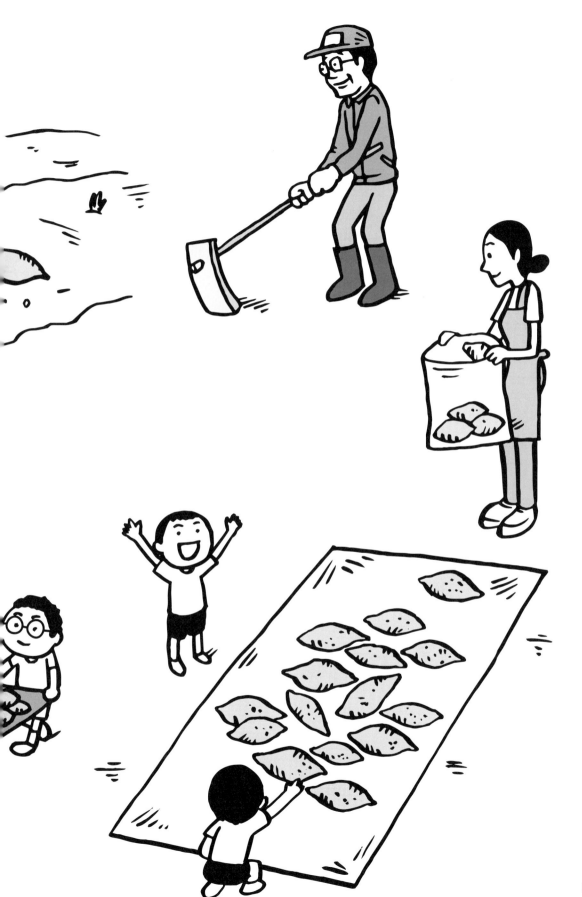

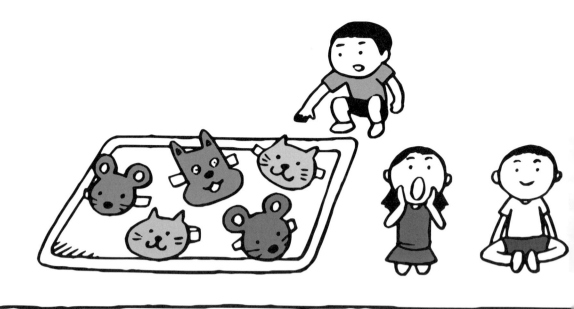

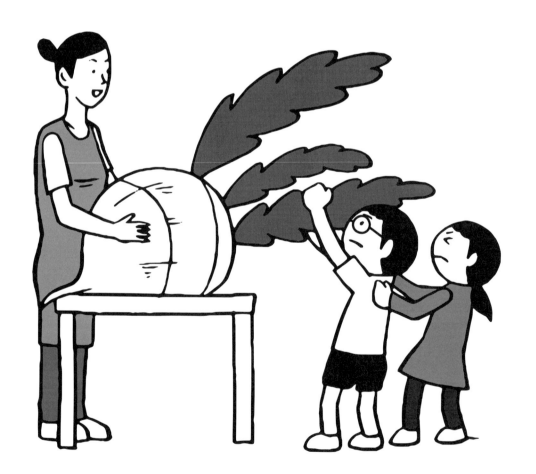

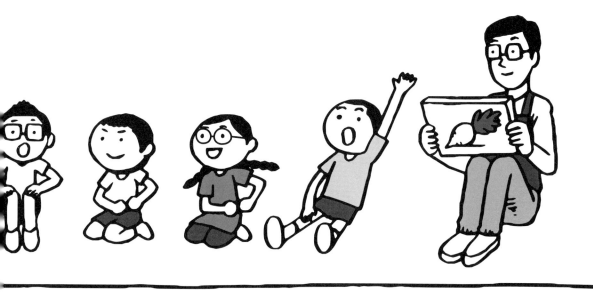

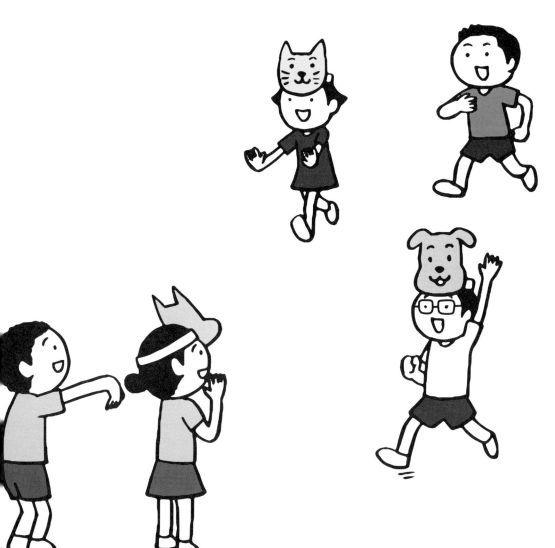

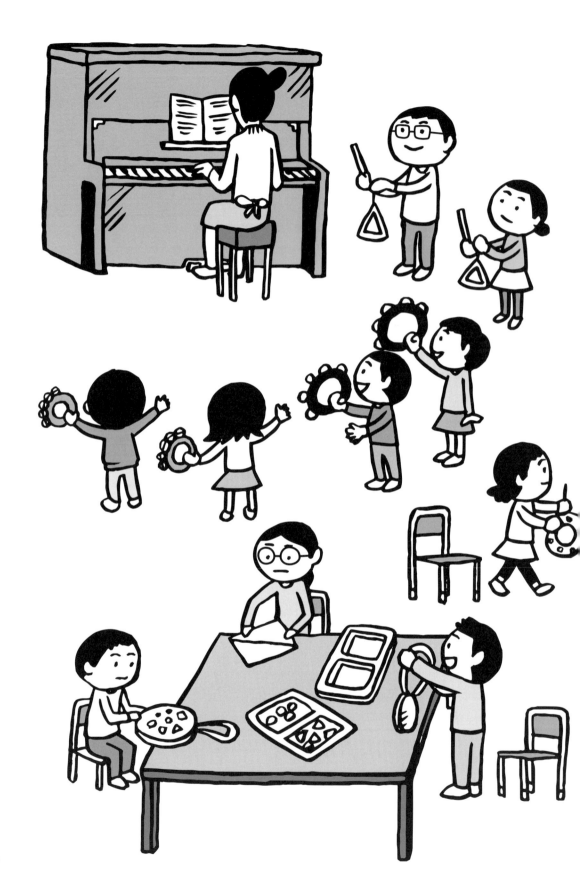

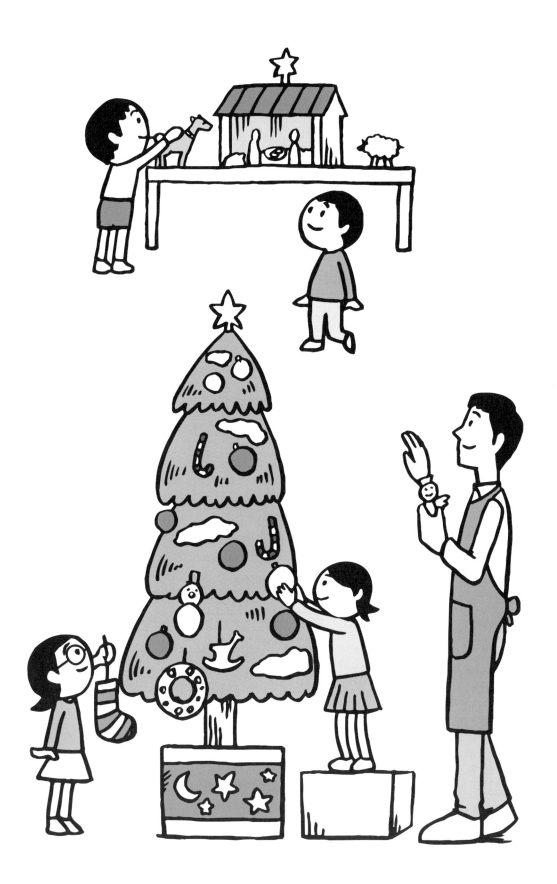

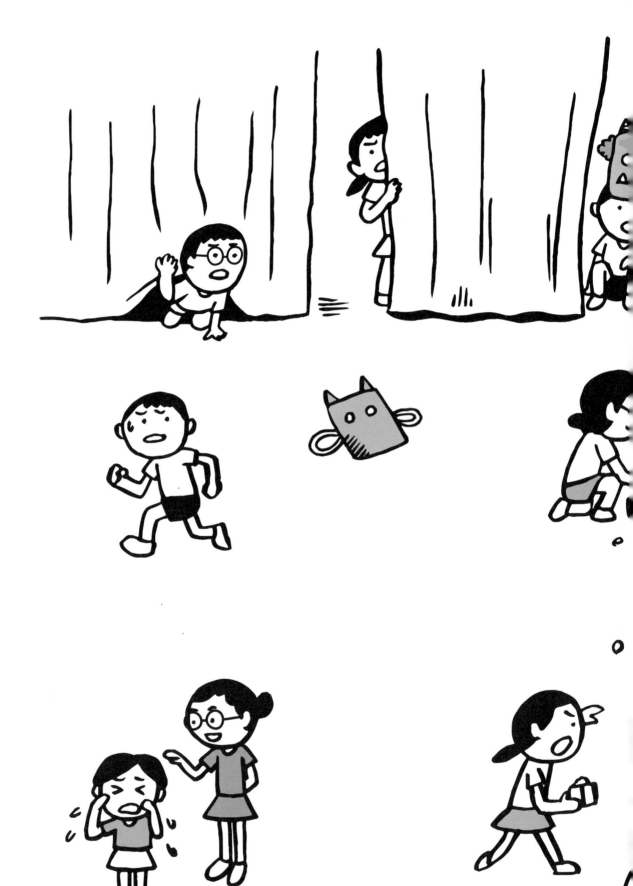

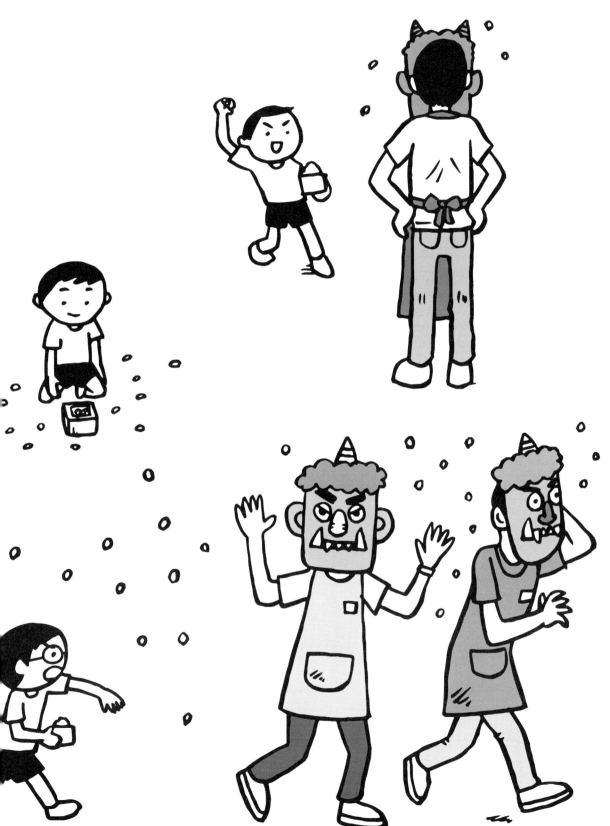

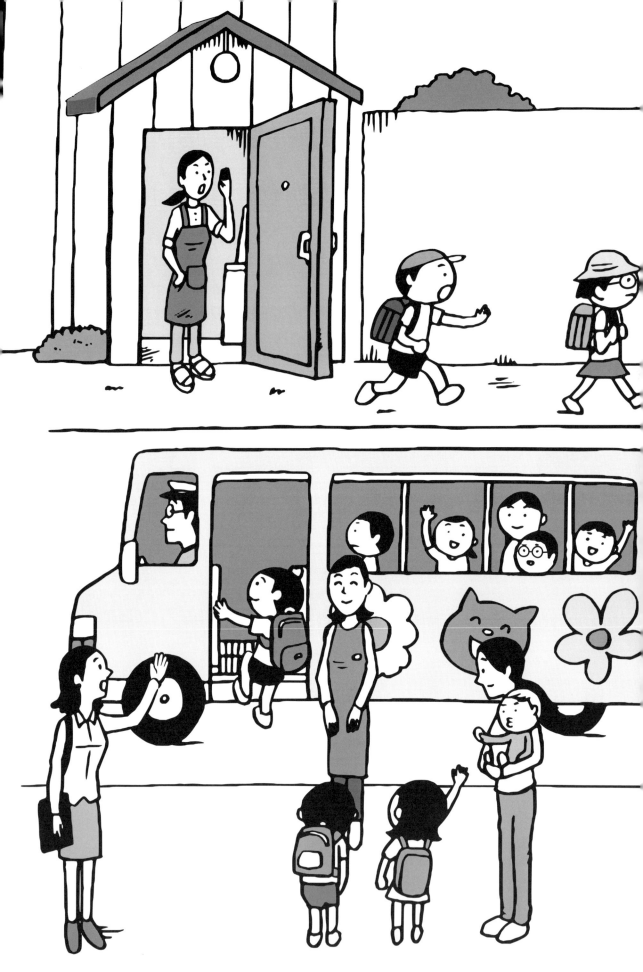

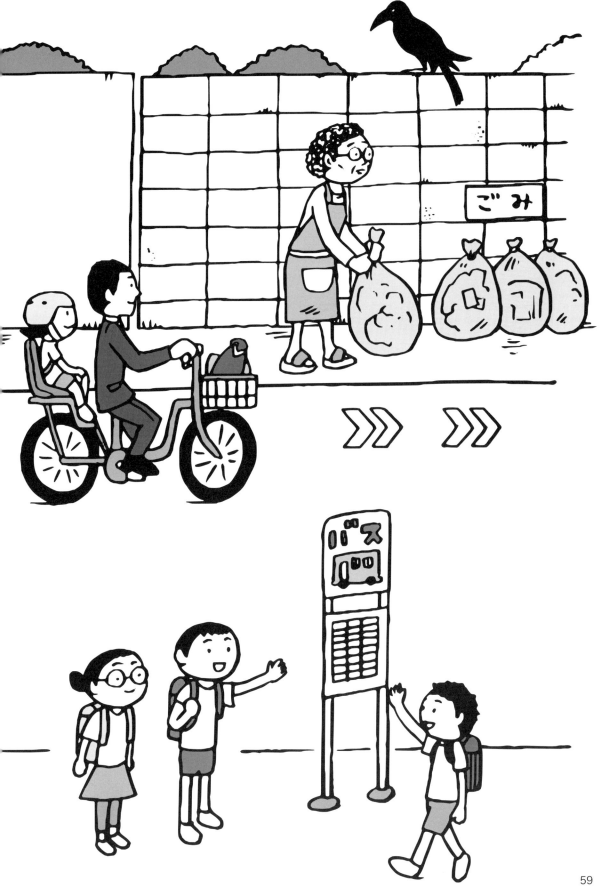

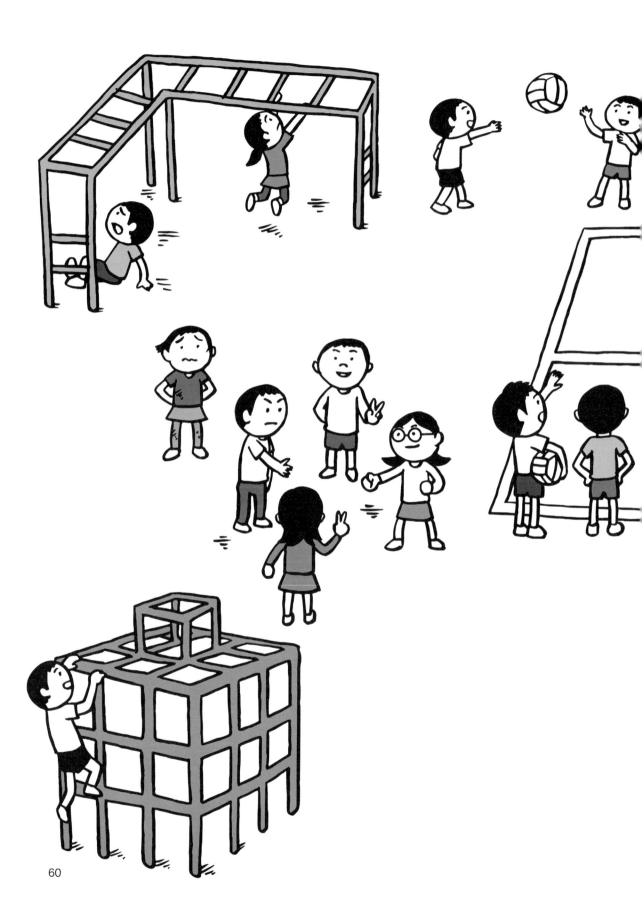

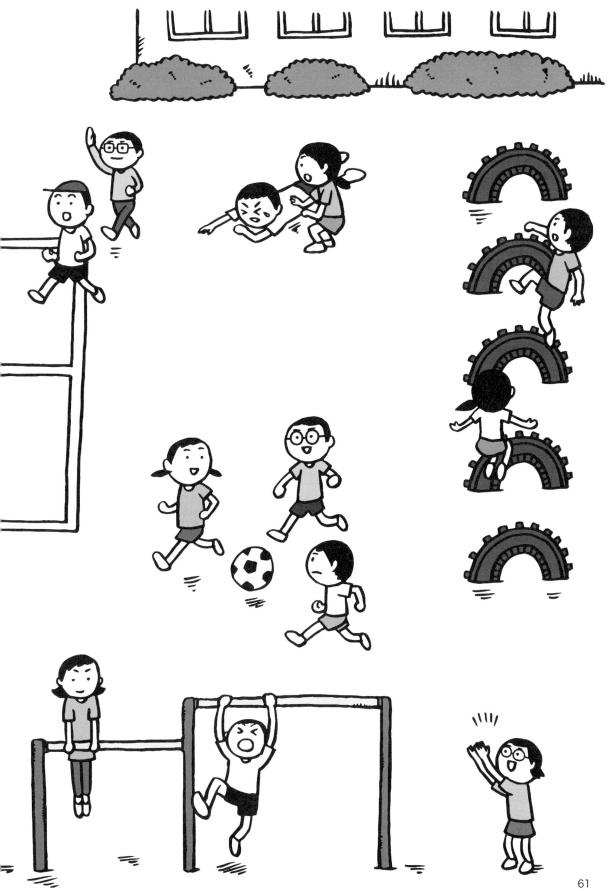

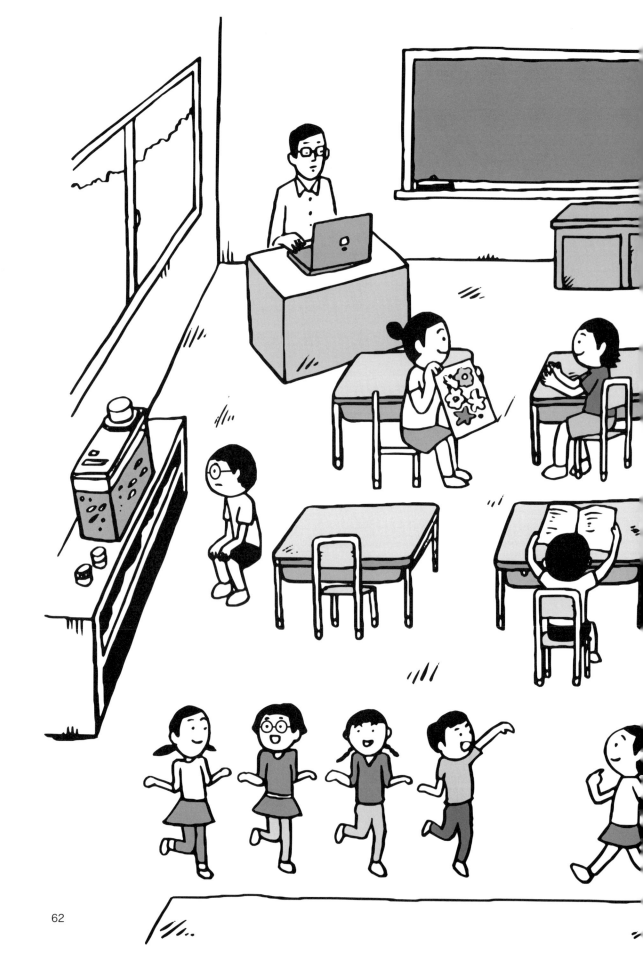

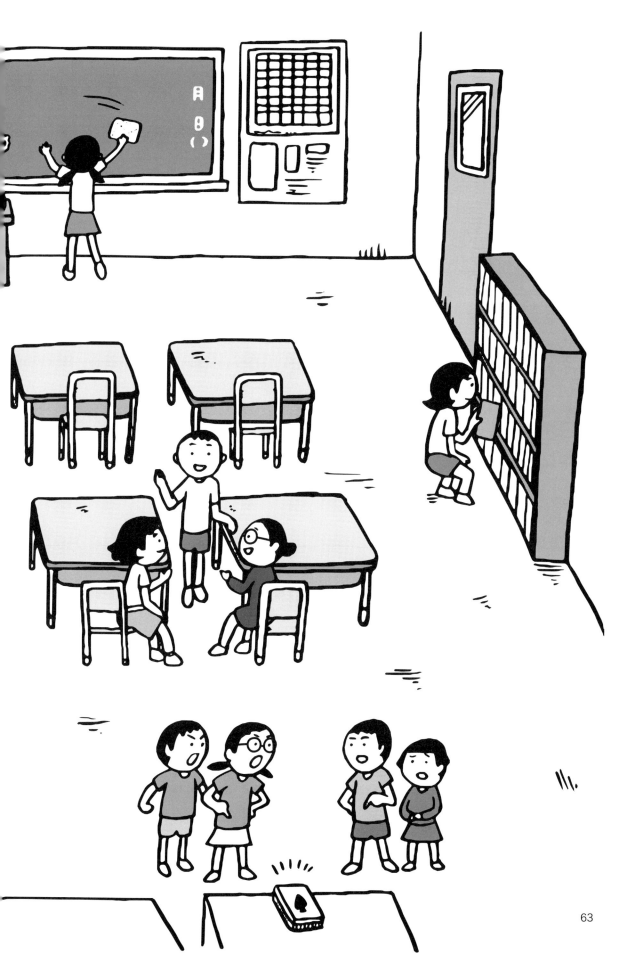

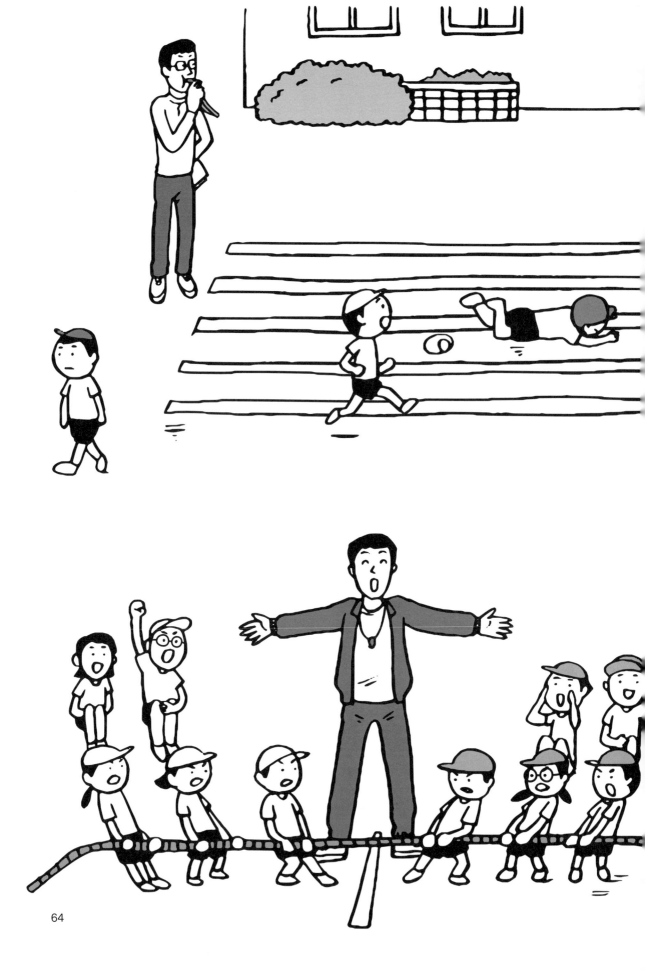

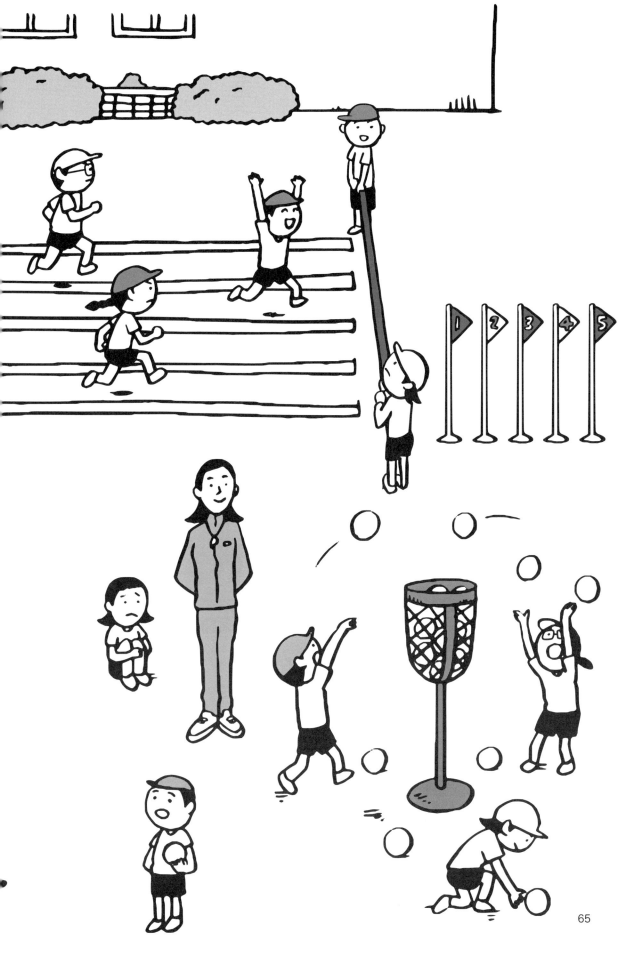

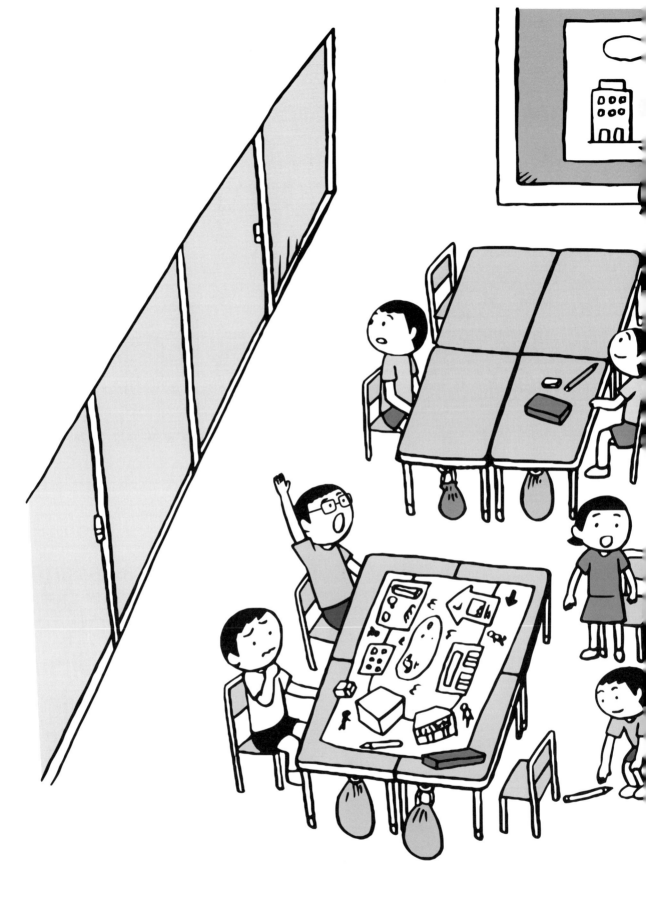

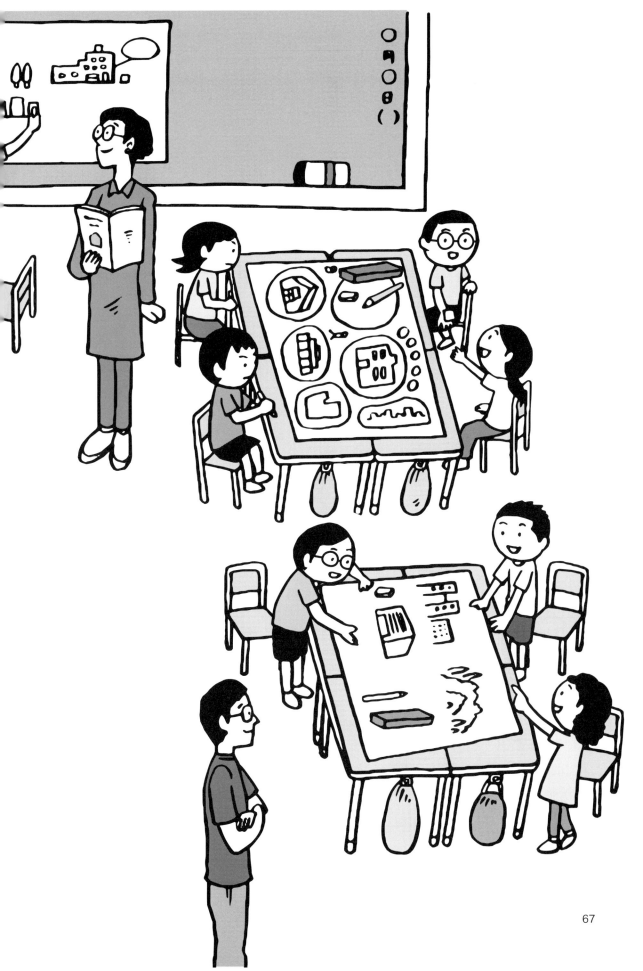

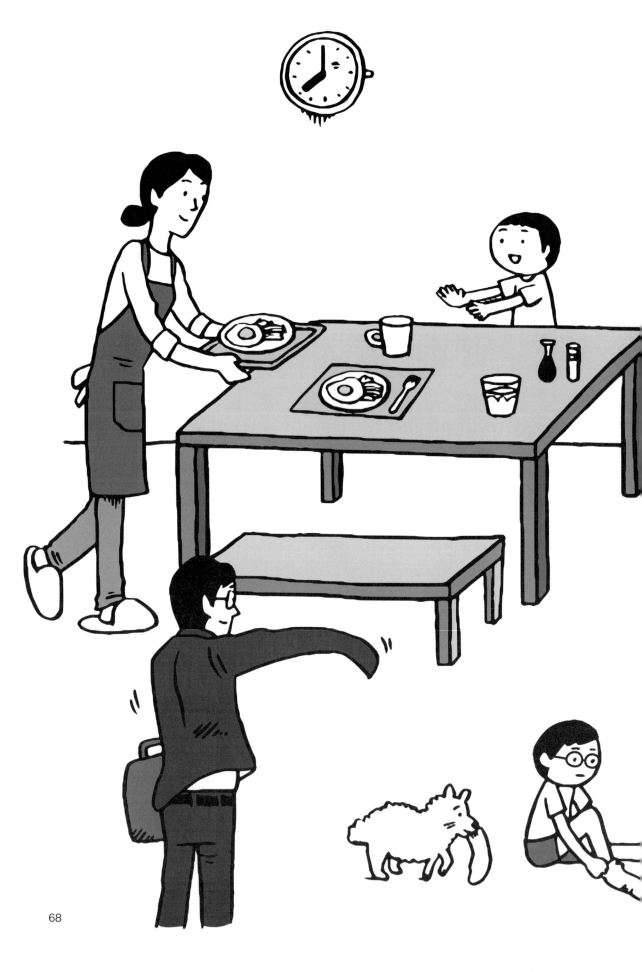

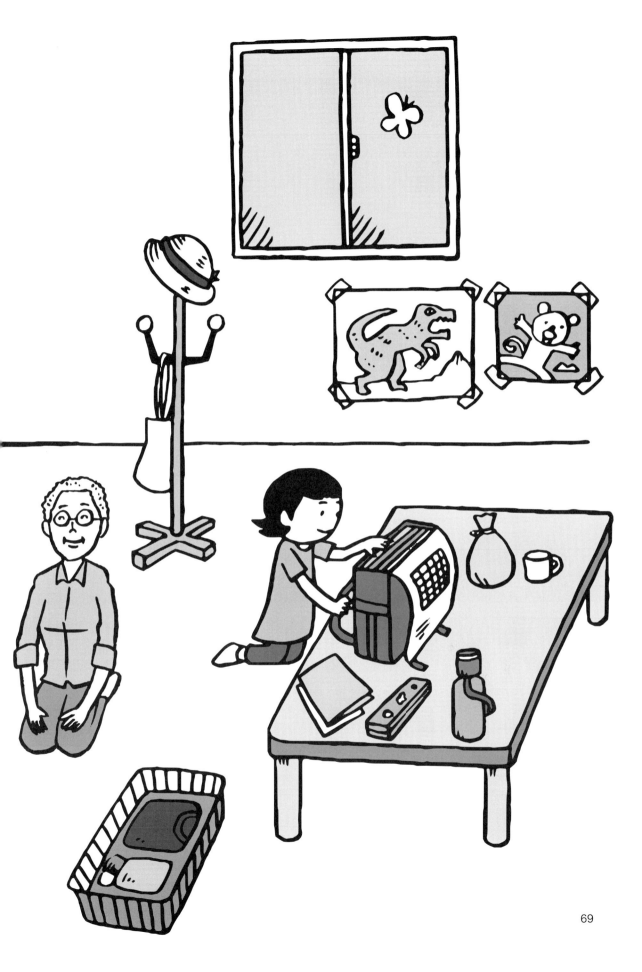

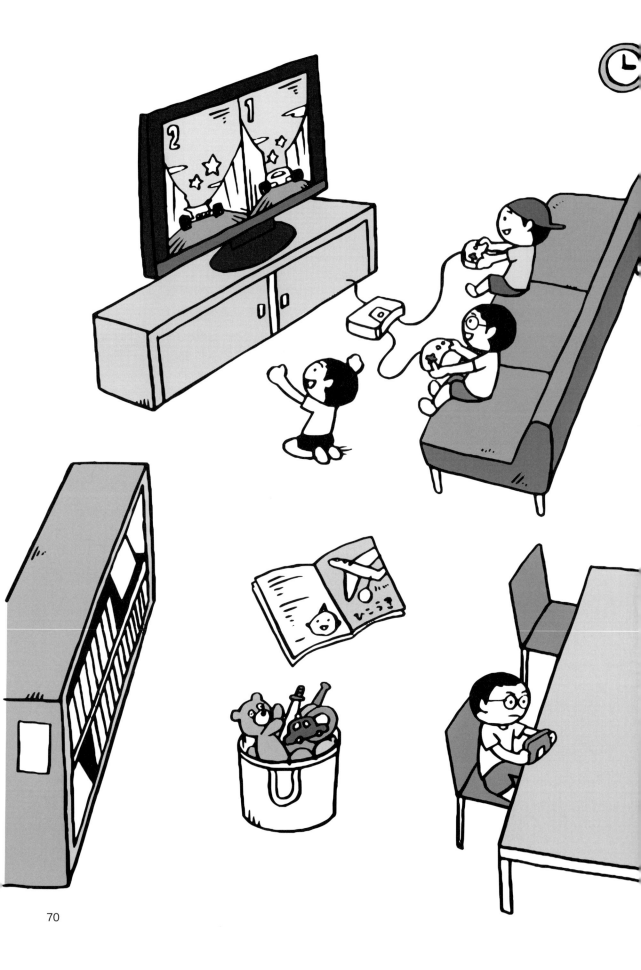

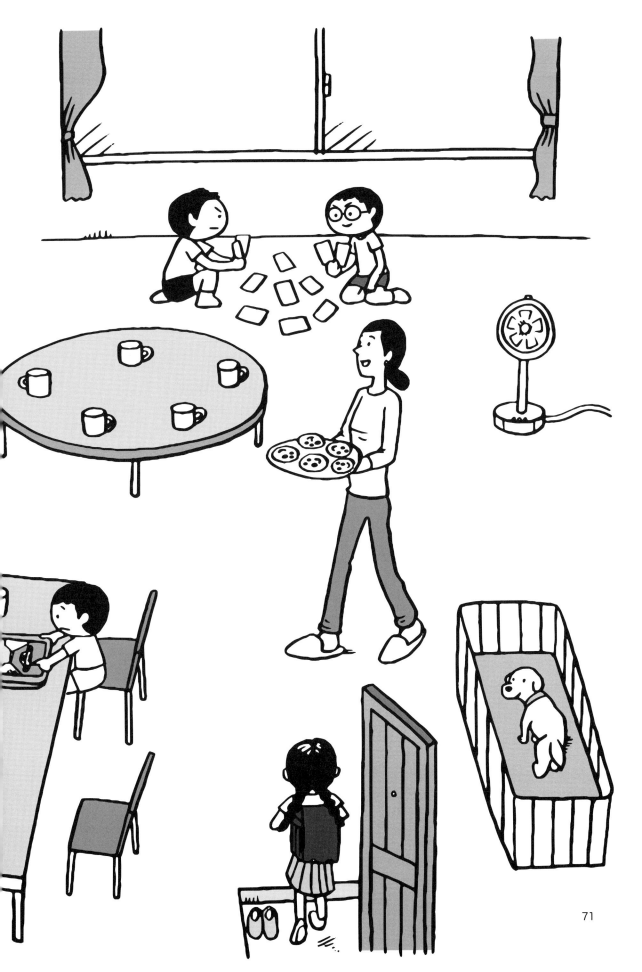

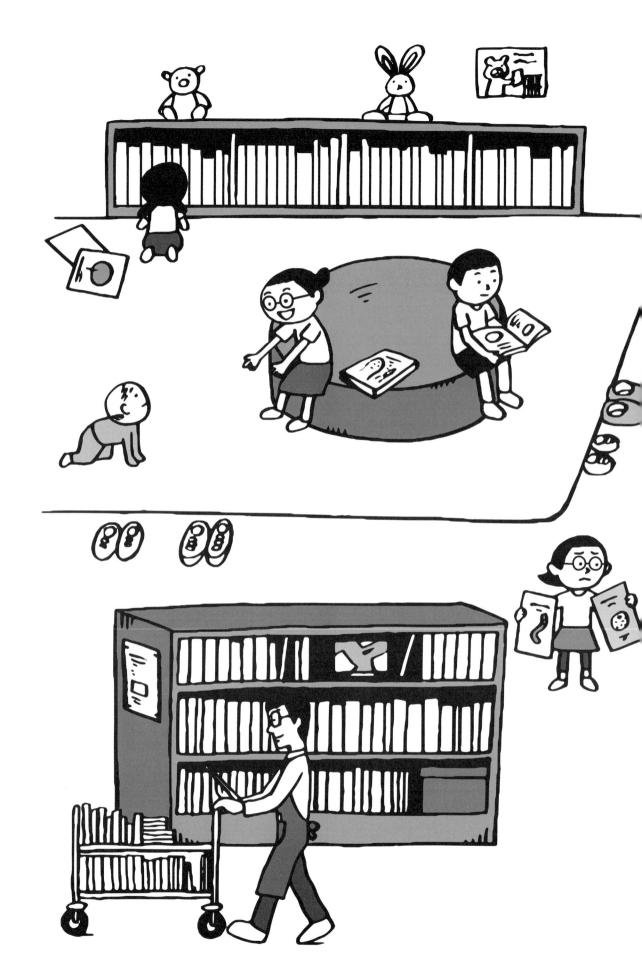

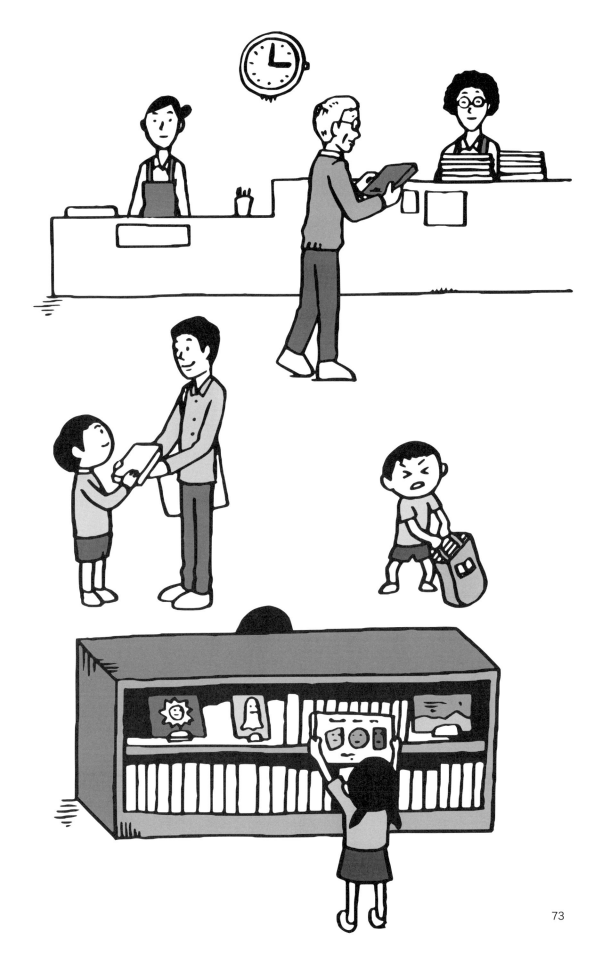

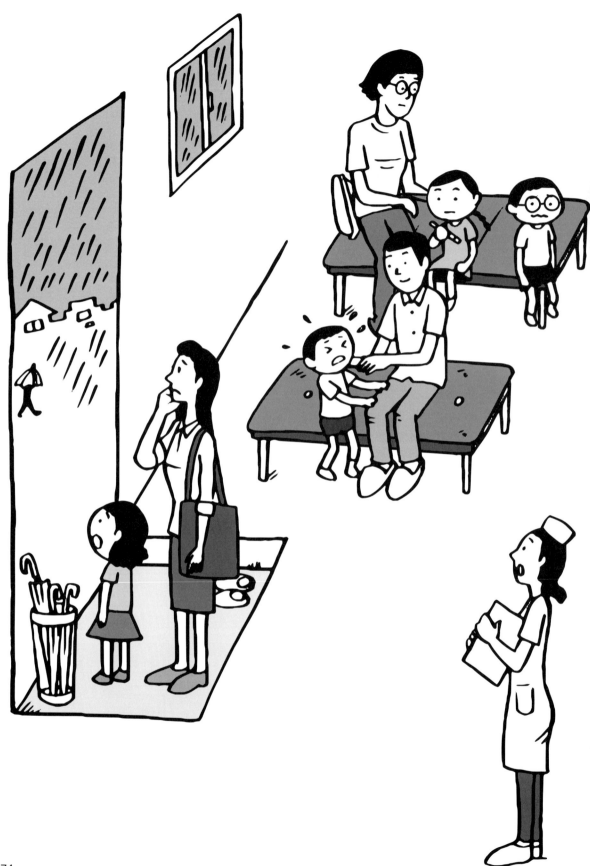

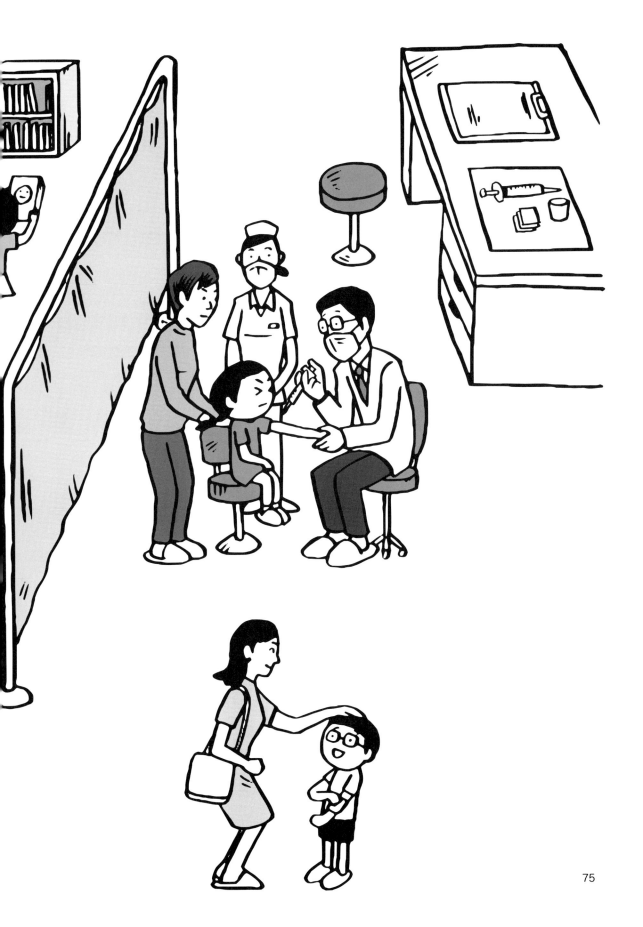

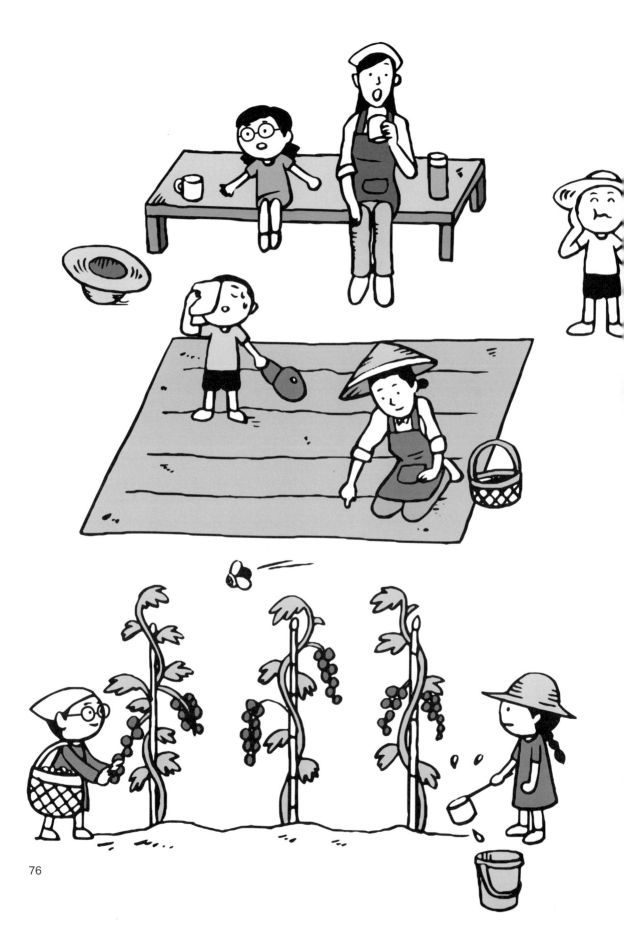

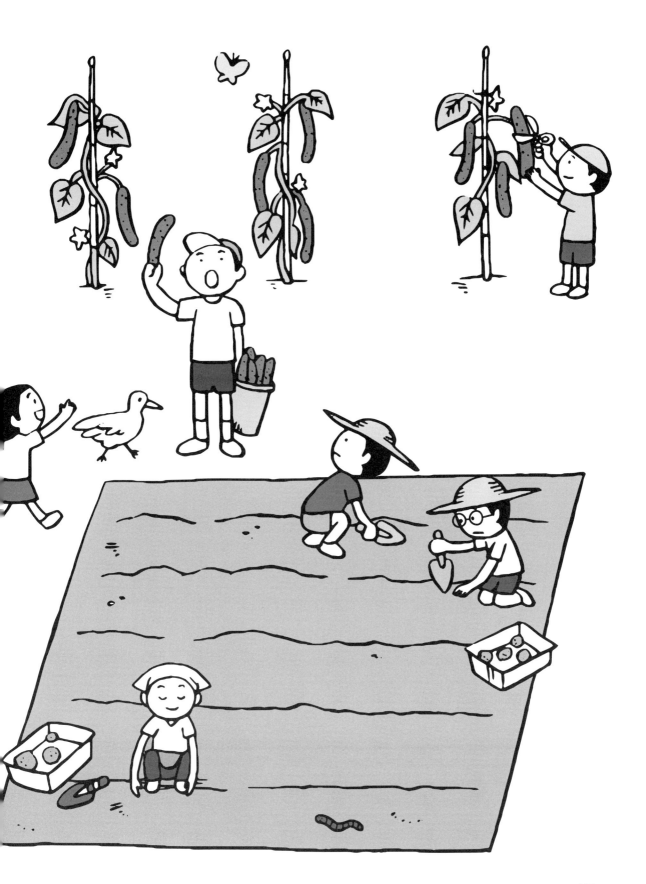

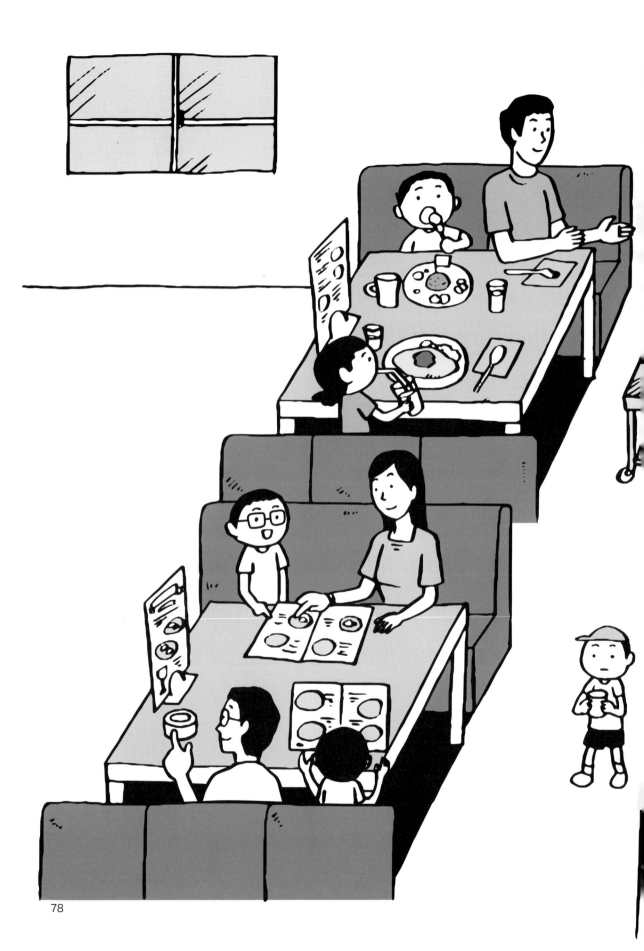

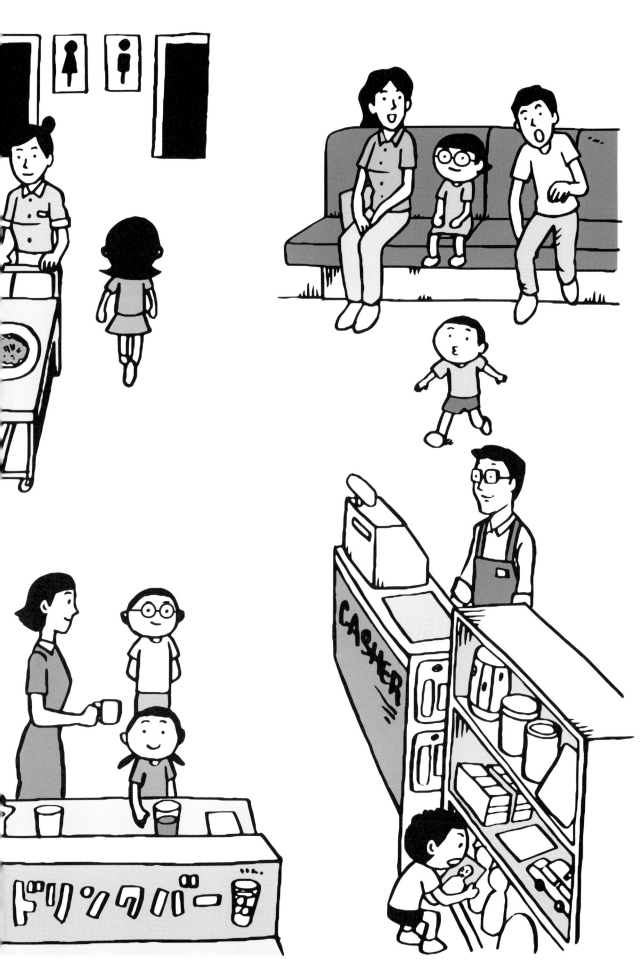

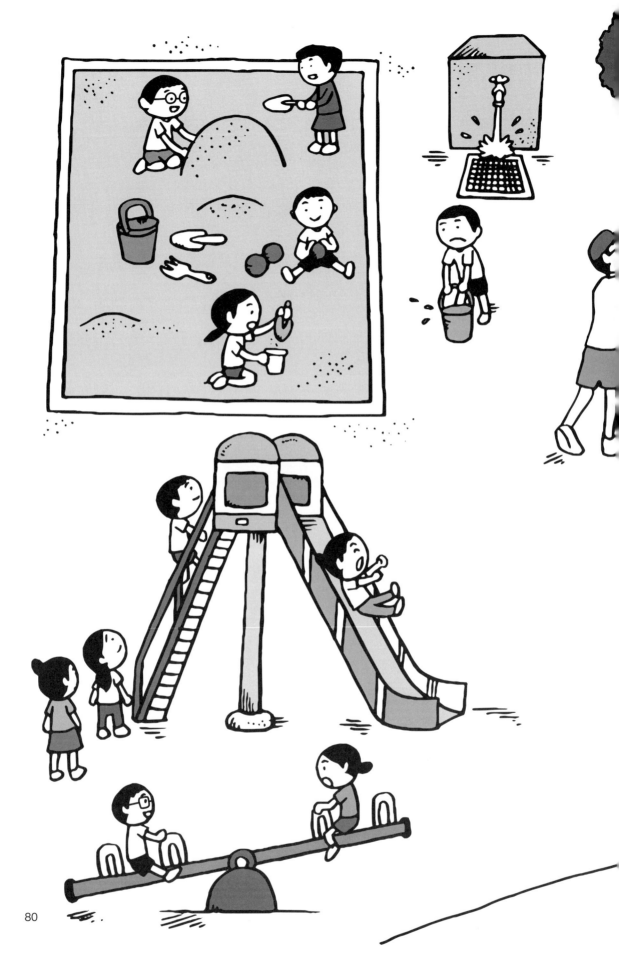

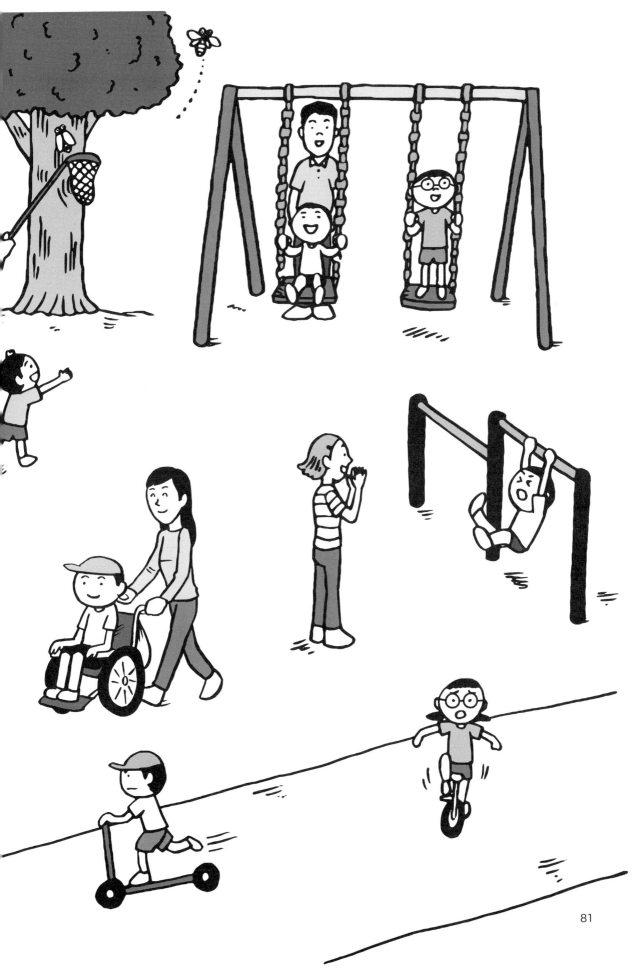

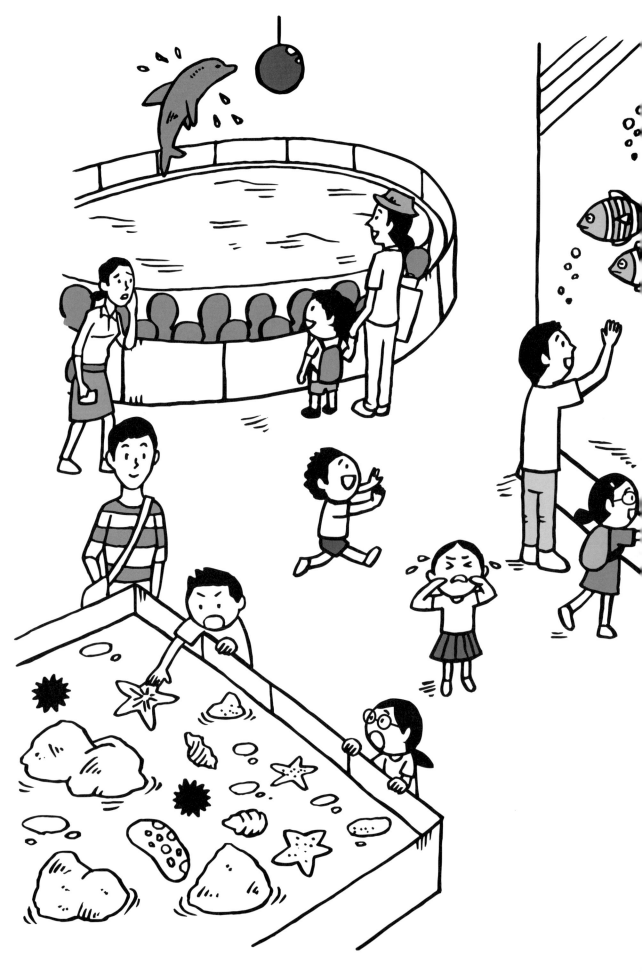

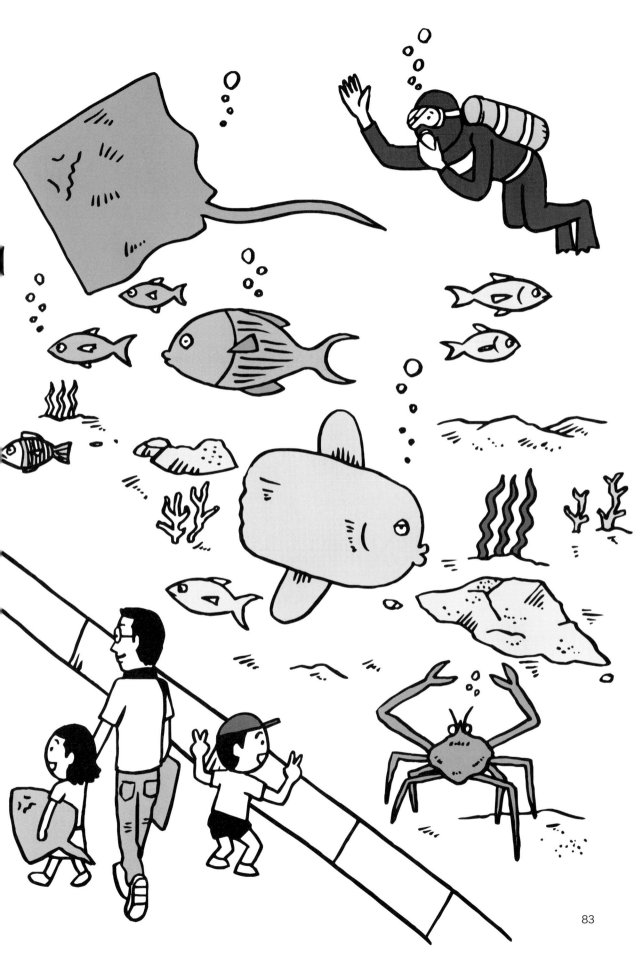

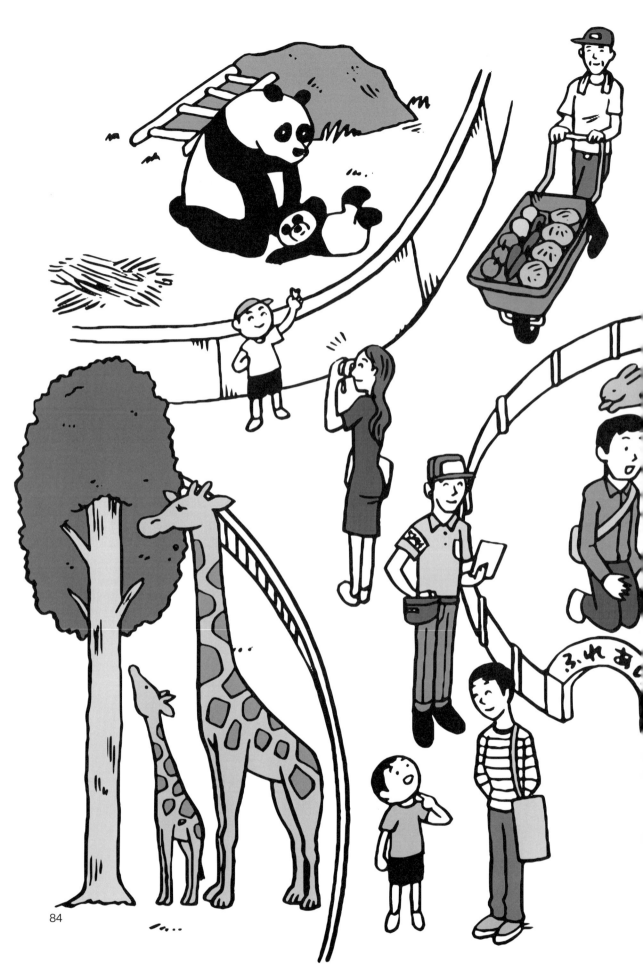

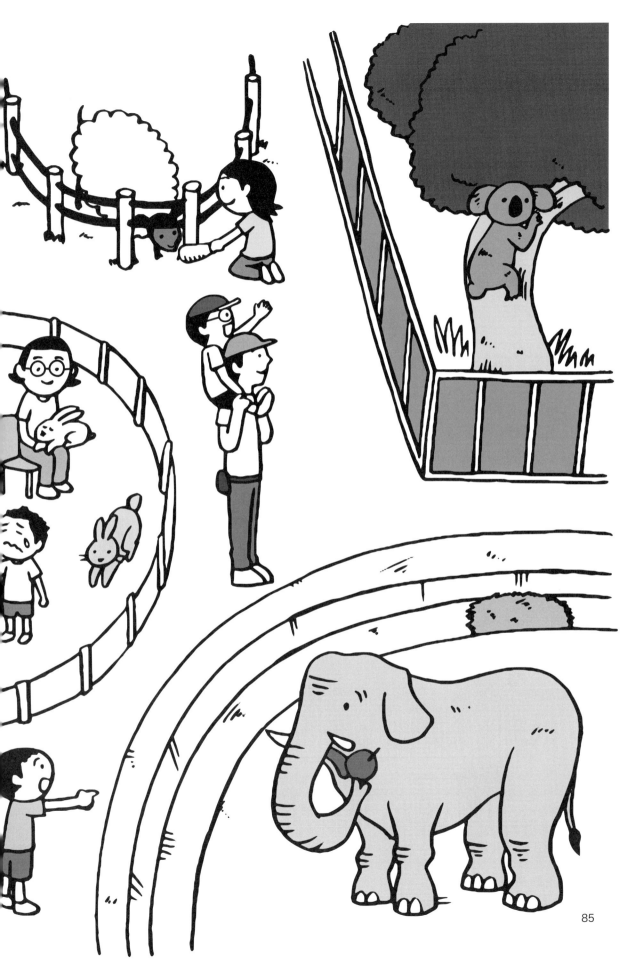

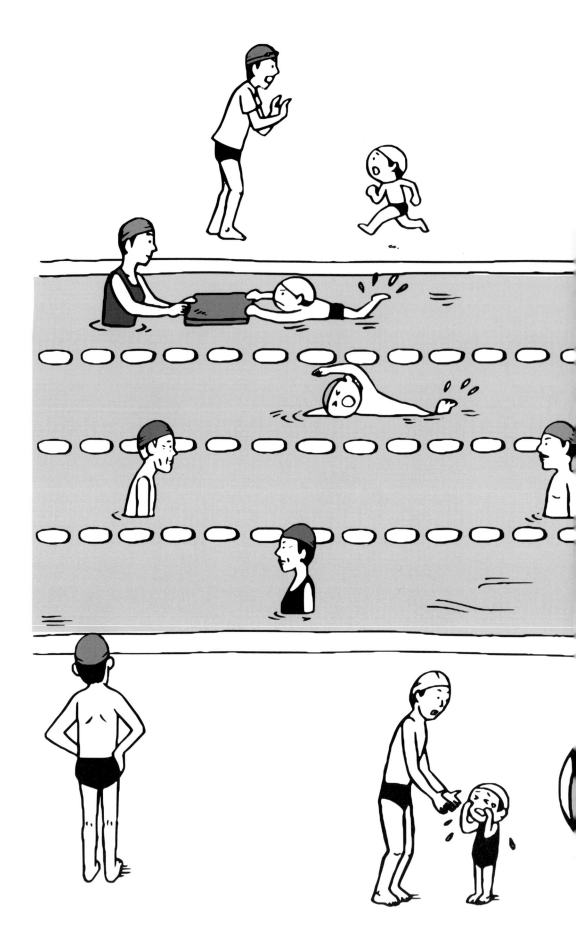

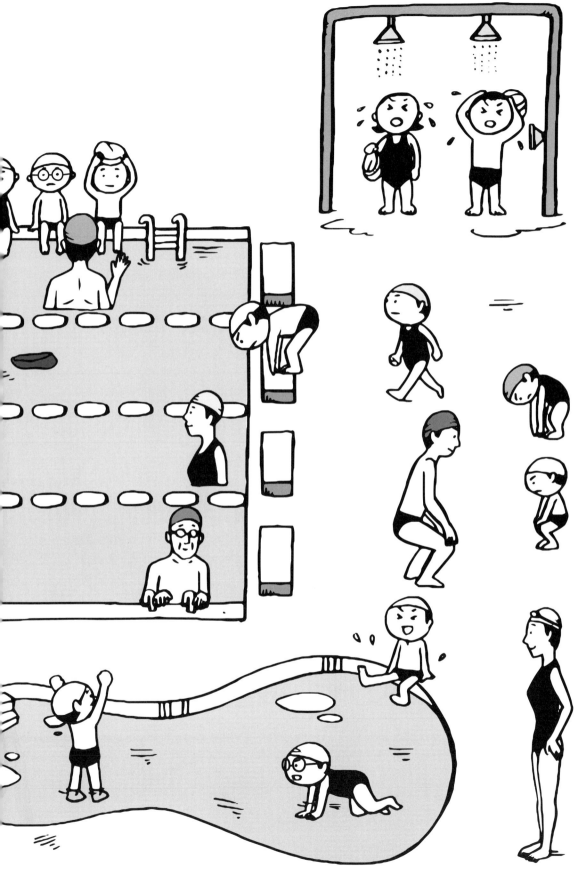

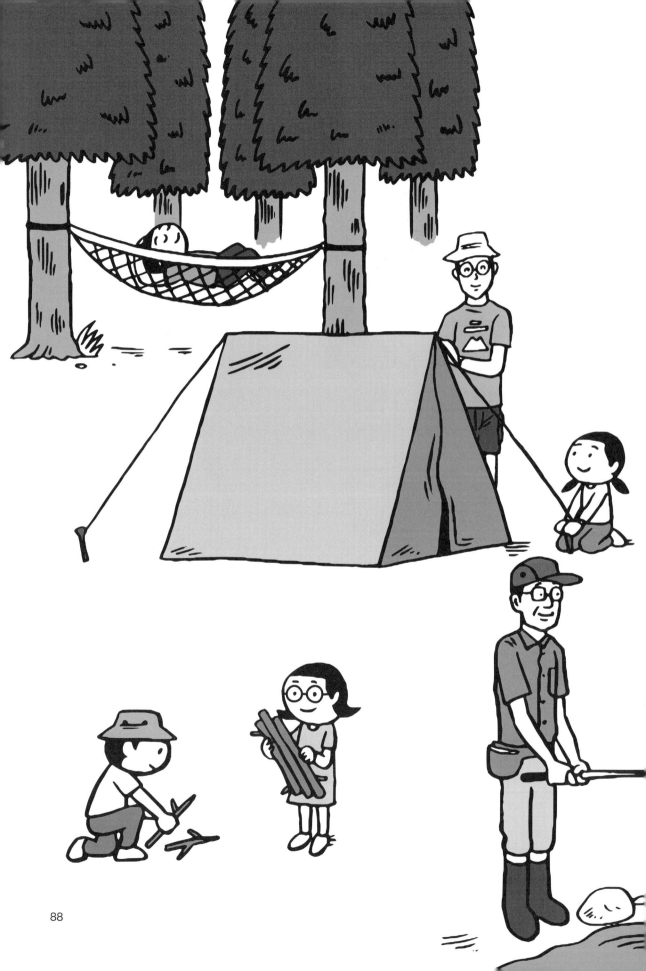

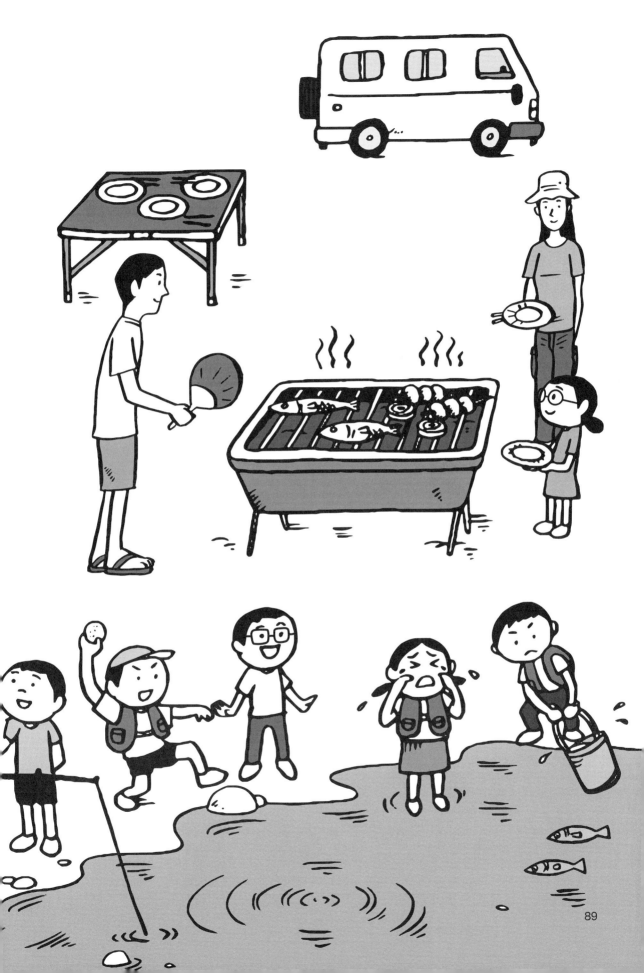

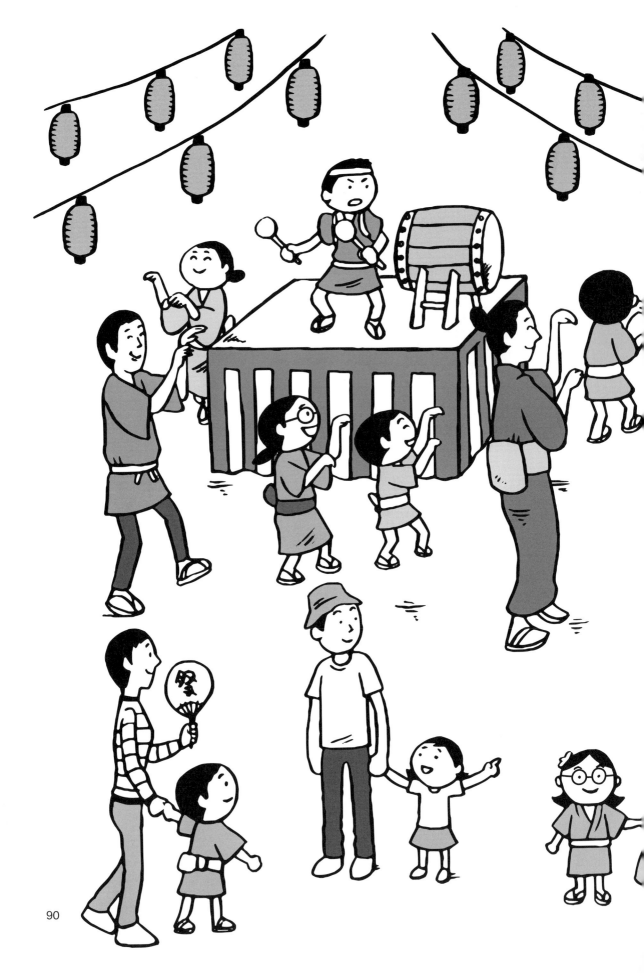

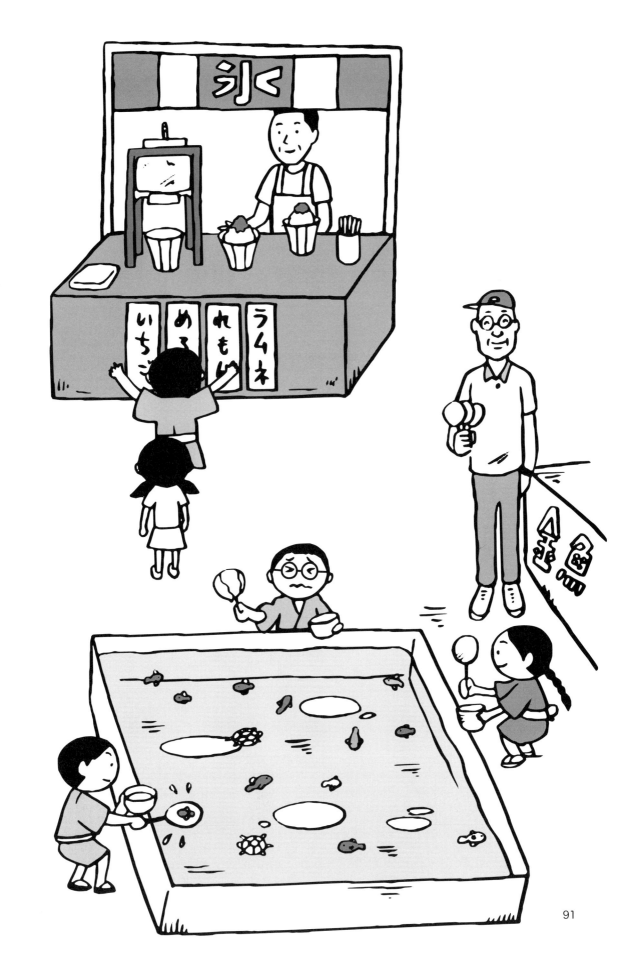

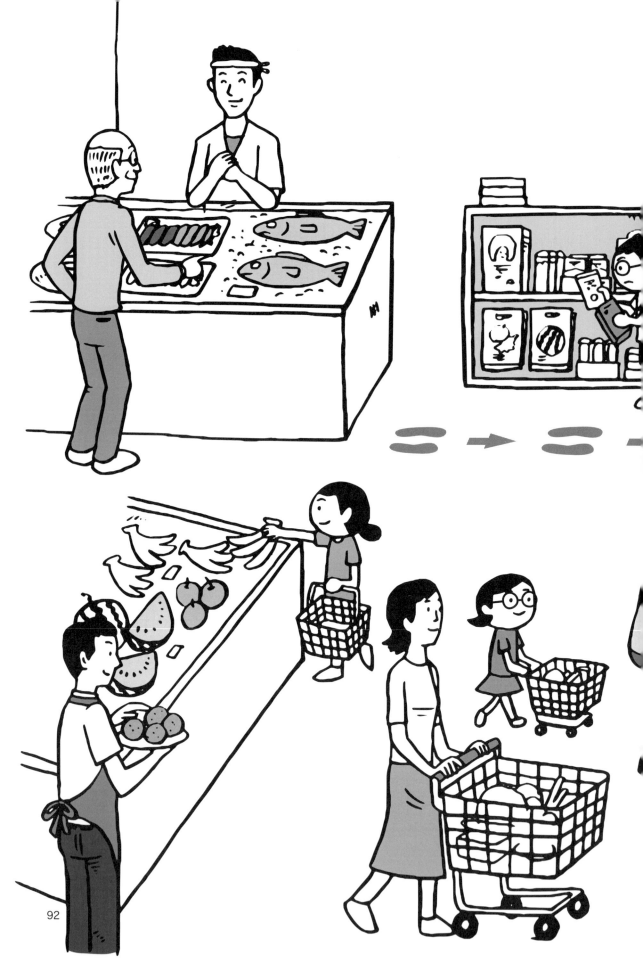

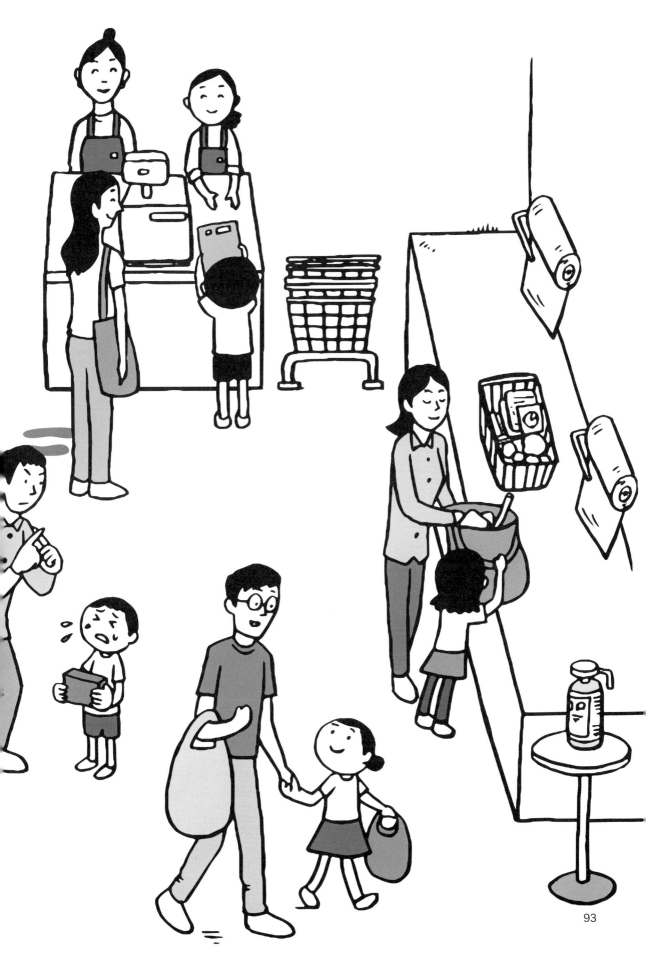

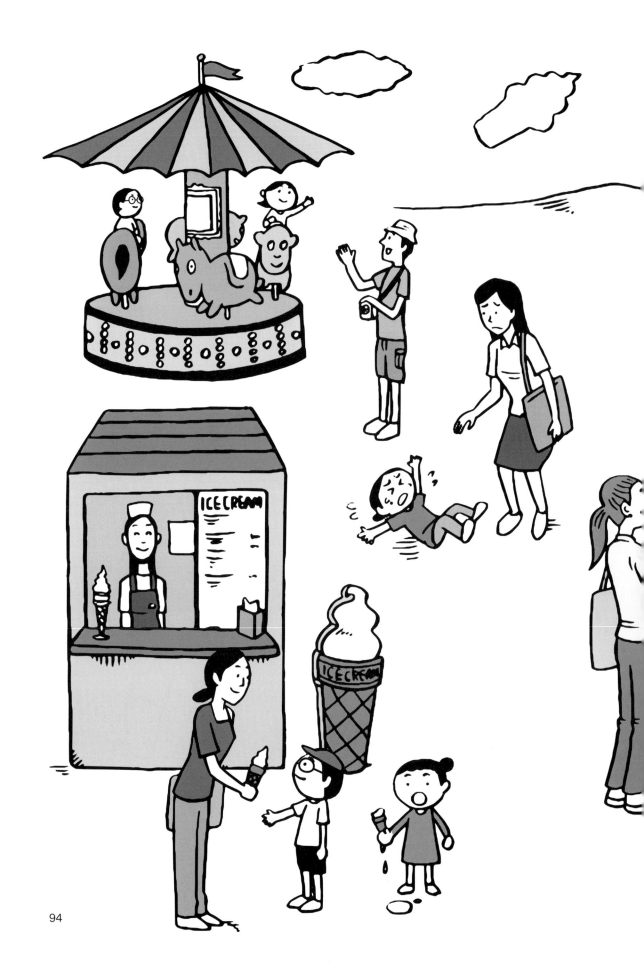

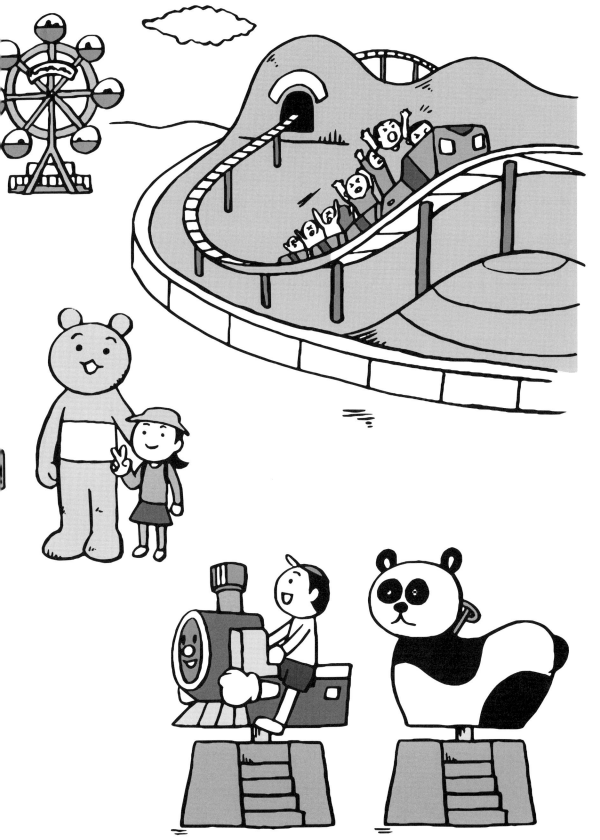

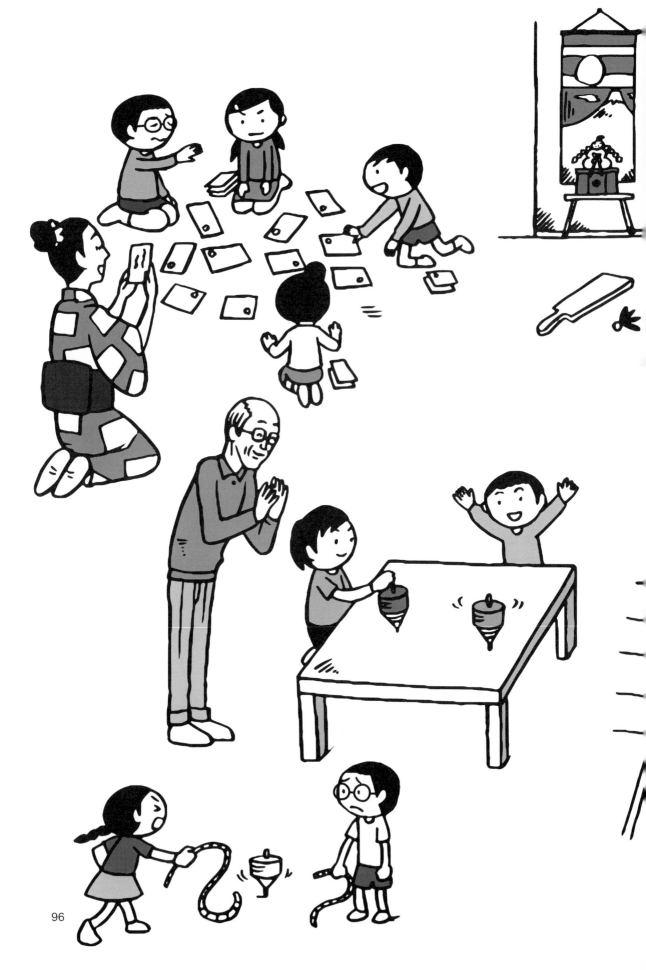

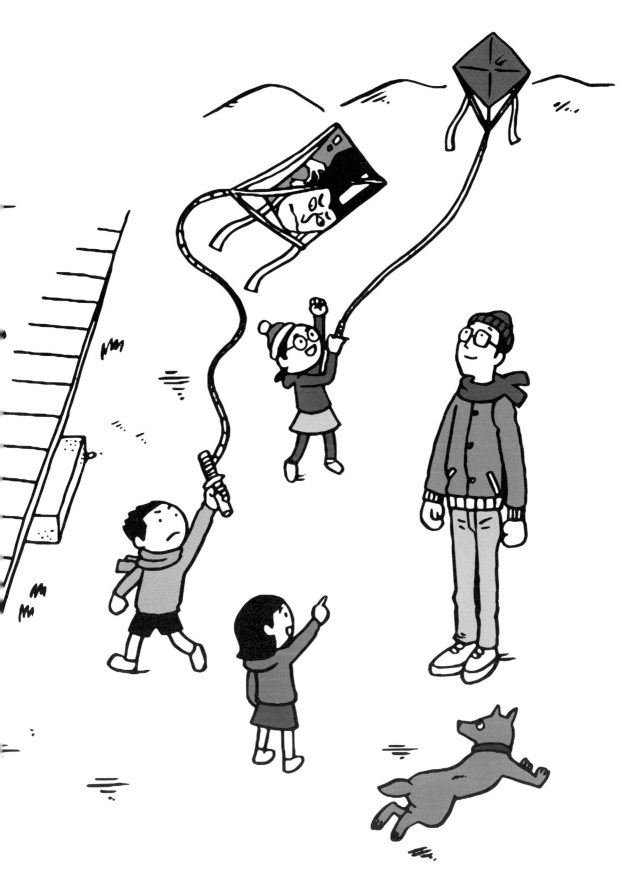

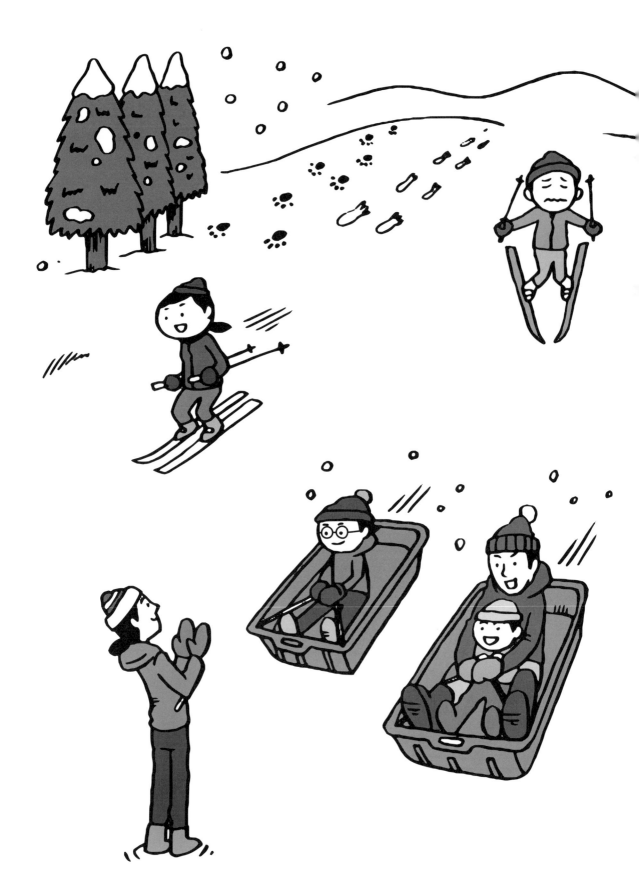

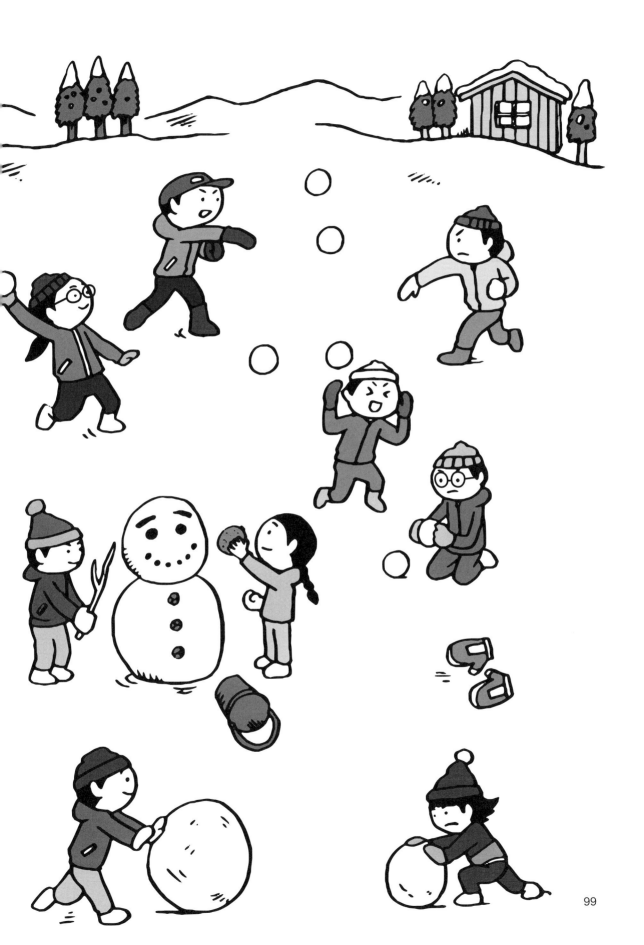

付 録

聞き取りシートの例

	人物	物	活動・できごと	その他
	さん　　　関心のあることば			
	年　　月　　日　　情報提供：　　　　　聞き取り：			
家庭	ちーちゃん にーに グランマ ポチ（柴犬）	絵本『昆虫図鑑』 ブロック しゃぼん玉 おにぎり プリン	クッキー作り じーじの家に泊まり （はじめて1人で！）	アニメの○○
園 学校	くうちゃん なおくん ゆかり先生	すべり台 折り紙	誕生日会 ハッピーバースディの歌	ももぐみ
公園	こうちゃん （いとこ） あっちゃん （おば）	虫かご 弁当	虫とり どんぐり集め かけっこ 転んで涙	
発達支援	かおちゃん ちえ先生	ボールプール パズル	のりとはさみで 作品作り 買い物ごっこ	あおグループ

聞き取りシート

	さん　　　関心のあることば			
年　　月　　日	情報提供：		聞き取り：	

表情シンボル

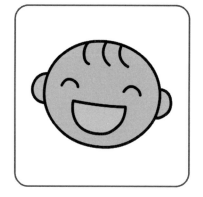
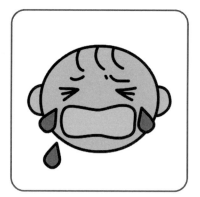
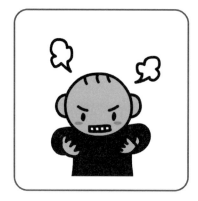
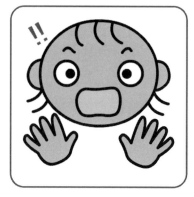
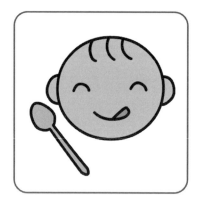
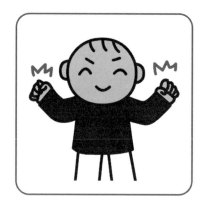
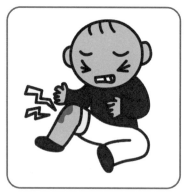
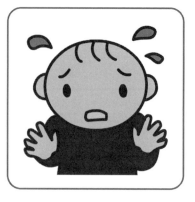

○○さん人形

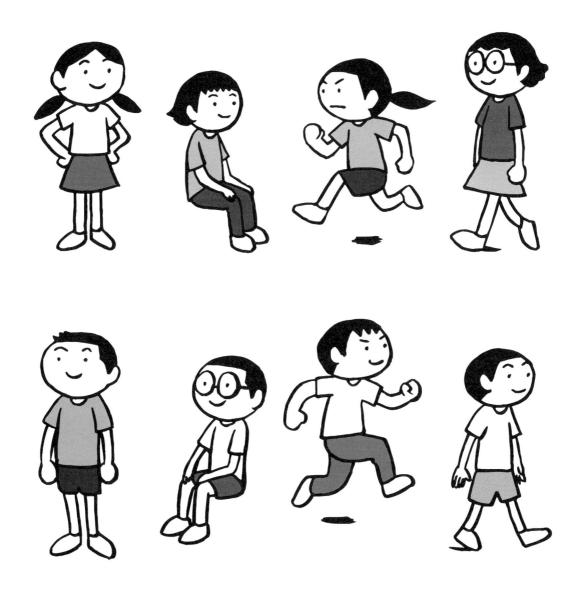

著者略歴

綿野　香（言語聴覚士）

発達支援機関、乳幼児健康診査、特別支援学校、特別支援学級、保育園の巡回等、ことばの相談や個別支援を経験。2009 年からはおさかなルーム（2020 年まで）。

著書：人とのかかわりで育つ　言語・コミュニケーションへのアプローチ
家庭・園・学校との連携　（共著、学苑社）

鳥居　千登勢（言語聴覚士）

目黒区児童発達支援センターすくすくのびのび園、東京リハビリ整形外科クリニックおおた、訪問看護、特別支援学級、保育園や保健センターにて言語・コミュニケーションの評価および個別支援に携わっている。

小山　久実（言語聴覚士）

目黒区児童発達支援センターすくすくのびのび園等の発達支援機関、特別支援学校、小学校、幼稚園にて言語・コミュニケーションの評価および個別・グループ支援、発達相談に携わっている。

※追加情報がある場合は弊社ウェブサイト内「正誤表／補足
情報」のページに掲載いたします.
https://www.miwapubl.com/user_data/supplement.php

言語聴覚士が作った
思わず話したくなるイラスト BOOK
～ことば・コミュニケーションを育む～

発　行　2021年 11月15日　第 1 版第 1 刷
　　　　2022年 5 月30日　第 1 版第 3 刷Ⓒ
著　者　綿野　香・鳥居千登勢・小山久実
発行者　青山　智
発行所　株式会社 三輪書店
　　　　〒113-0033　東京都文京区本郷 6-17-9　本郷綱ビル
　　　　TEL 03-3816-7796　FAX 03-3816-7756
　　　　https ://www.miwapubl.com
イラスト　大森庸平
装　丁　中島卓也
印刷所　株式会社 新協